Healthy Skin

Chinese Medicine
for Common Skin Diseases

CSARYNE WAN, M.D.

中醫御膚道

常見皮膚病中醫療法

温愛詩 著
中醫皮膚醫學博士

萬里機構

徐宜厚 序

　　公元 2015 年 9 月，在上海參加中華中醫學會第十二次年會時，我與來自香港的溫愛詩博士坐在一起。彼此短時間的交流後，深感善緣相識，從此交流頻繁。我時常在朋友圈裏，盡悉她活躍在香港新聞與學術界，竭盡全力宣揚和普及中醫皮膚科知識，確實是一位難得的優秀人才。昨天我收到她的新作《中醫御膚道》一書並望索序。我細品書名，該書有不凡之處，「御」含有治理、抵抗等五個含義；「道」指規律，「道法自然」（老子語）提醒人們生活應當順應天地，回歸本性，從而達到長壽、健康和快樂的目的，由此窺測作者書名，突破了慣用的名稱，凸顯出雅而不俗的良苦用心。我通讀全書後有五個要點贊述如下，若能給讀者起到導讀的作用，將是我的初心之意。

　　一、地域特色　《黃帝內經》曾強調地域的差異，導致治方多樣並存。特別是嶺南地區「濕」與「熱」是致病的主要因素，全書作了全方位的闡述；同時提出了許多特有的藥物，如雞蛋花、木棉花、燈芯花、布渣葉、魚鰾膠等，特別是魚鰾膠，我認為用於紅斑狼瘡調理階段甚為恰當，該藥具有匡正益精的顯著功效，特別是狼瘡性腎炎尤不可少。男女老少欲提高抗病能力，緩解疲勞，美容養顏，實在是食藥同用的珍品。

　　二、圖文並茂　以往須用冗長文字描述的地方，現用圖譜解讀，既明瞭扼要，又清晰透徹。例如特應性皮炎（AD）治療流程圖、五行與五臟關係循環圖、濕瘀互結相互轉化圖。類似圖譜近十幅之多。

　　三、新穎思維　作者突破當今中西醫皮膚科書籍慣性排序，在列舉病症之後採用了「食趣味養」，既有處方用藥，又有食療方法，頗合三分治療七分調養的古訓。即使一般讀者也覺得妙趣橫溢，收益良多。

四、畫龍點睛　原本形容梁代畫家張僧繇作畫的神妙。書中對關鍵之處，往往用「詩博士醫話」的形式點明實質，使內容更加生動易記。在女性美容一節提出不能過度醫美，要性情愉悅、新鮮食品、適當運動、生活有所寄託、美麗是來自於內心的自信，批駁了「快速逆齡」的妙方。主張「睡好覺、吃好飯、安好神、定好心、洗好臉、按好穴、保好濕、護好膚」的八好箴言。

五、不卑不亢　當今社會存在中醫、西醫、中西醫結合三支醫療隊伍。作者在香港這個國際平台上，提出五個難點與挑戰，敢於從民眾福祉的角度發出吶喊，告誡中醫人員不卑不亢，要廣大市民明白中華文化在經過百年的滄桑與踐躪，我輩因以不卑不亢的態度與時俱進，吸收現代科學的精華，尚古而不泥古，堅守陣地，敢於攀登世界醫林之巔，讓中醫藥再現輝煌，為人類的健康作出應有的貢獻。

我堅信本書的出版將會受到普遍的歡迎，故為數語以弁卷首。

武漢　**徐宜厚**。甲辰　仲春
時年八十又五

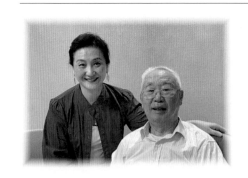

徐宜厚教授從事中醫皮膚科臨床及教學達 50 餘年；為全國老中醫藥學術經驗繼承工作指導老師。先後在北京、上海、湖北以及英國等地出版過中醫皮膚科專著、臨床輯要、用藥心得及醫學科普等著作 20 種。

范瑞強 序

龍年新春，百花盛開時節，溫愛詩博士邀我為她的新書《中醫御膚道》寫序。

溫博士是香港註冊中醫師，畢業於香港大學中醫學院。2011 年到廣州中醫藥大學攻讀中醫皮膚科博士學位，她熱愛中醫，勤奮好學，是我指導的最好的博士生之一。博士畢業後回到香港，她更是不懈在中醫藥領域深耕，除了在中醫診所坐診為百姓服務外，還創辦了香港華杏醫藥保健集團，潛心研究開發各種中醫保健、中醫食療、中醫美容護膚產品，推動中醫藥在香港的發展。

《中醫御膚道》是溫博士為廣大皮膚病患者和皮膚美容愛好者呈獻的一本具有香港嶺南中醫特色的好書。全書用通俗、活潑、易懂的語句，深入淺出的介紹了中醫皮膚病的基礎知識，以及 30 多個皮膚病的中醫治療護理經驗和食療保健方法，可謂是醫、食、護、養俱全。相信這本書定會受到廣大讀者的喜愛。

我樂於為這樣的一本好書作序！

范瑞強 教授

2024 年 3 月 22 日於廣州

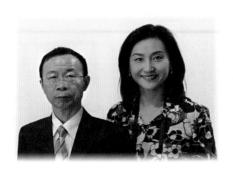

范瑞強教授，著名中醫皮膚專家。從事中醫皮膚臨床和教學研究工作超過 45 年。前廣東省中醫院皮膚科主任、教授及博士生導師。世界中醫藥學會聯合會皮膚科專業委員會副會長兼秘書長、中華中醫藥學會皮膚科分會副主任委員。多年來先後主持多項國家和省部級主要科研課題。

皮膚聖手與養生美食專家

　　認識溫愛詩中醫博士多年，她邀請我這個外行人為她的中醫治療、保養皮膚新作寫序，卻之不恭，藉此機會談談與溫博士這幾年的合作。

　　2019 年初，一家本地大型銀行委託我邀請溫博士做一個美容保健演講，她很爽快答應。我更邀請她在灼見名家傳媒開專欄分享養生心得，她提出可以集中寫中醫如何治療及改善皮膚問題，專欄名字經過交流後，便決定用「中醫御膚道」，別出心裁。溫博士的博士學位專攻皮膚科，擁有超過 20 多年中醫臨床行醫經驗，尤擅中醫藥特色方法內服及外治各型常見皮膚病。她的專欄在 2019 年 3 月 9 日正式面世，四年多來發表了近 40 篇大作，既有四季氣候變遷對皮膚的影響，也有香港這個潮濕之都各種令患者苦不堪言的皮膚奇難雜症，溫博士既深入淺出詳細解釋病因及治療方法，提出西醫治皮膚病的手段有限，把畢生所學毫無保留與讀者分享，可謂功德無量，造福大眾。

　　行醫之餘，溫博士多年來潛心研究各種養生保健及食療方法，認為人體「有之於內，形之於外」，只有人體內各個臟腑的氣血運行通暢，外在的身體形態容顏才能更青春美麗健康。而通過正確選擇食物，健康和美麗是可以「吃」出來的。她建議飲食清淡，調節情志，適當的作息及運動，才能保持氣血經脈暢通，肌膚自然晶瑩剔透；提出「三分醫，七分養」，中醫重視天人合一，正確的養生之道才是治療皮膚病的不二法門。

　　2019 年 4 月底，灼見名家傳媒有機會邀請溫博士主持一場春季養生晚宴，充分顯示她的中醫學養及烹調心得，配合得天衣無縫。當年初在與她商量開設專欄時，她提及 2017 年曾在香港大學校友會餐廳舉辦一場養生晚宴 —— 春季食療，分享中醫食療理論及四季食療概念，

提出春生、夏長、秋收、冬藏。晚宴從建議菜單、選用食材、烹調方法都別樹一幟，不落俗套，由於概念新鮮，剛推出迅即訂購滿座，向隅者眾。

我建議溫博士總結那次成功的經驗，再推陳出新，經過大家精心策劃，灼見名家終於在 2019 年 4 月 26 日首度主辦「食‧趣‧味‧養」春季養生晚宴，在灣仔新鴻基中心龍袍酒家筵開 12 席，由溫愛詩博士設計的 12 道菜式，採用尚品中藥材配合精挑細選的春季時令食材，補脾養肝，臻入養生與美食相結合的最高境界。當晚雲集追求健康美食的各界人士，包括來自廣州的醫療界專家，氣氛熱烈，口碑載道，成為灼見名家一個亮麗的品牌活動。

溫博士這本《中醫御膚道 —— 常見皮膚病的中醫療法》新作內容涵蓋皮膚基本認識、中醫看皮膚、濕熱與皮膚病、頭面損容性皮膚病、手足皮膚病、全身性皮膚病、兒童皮膚病、季節性皮膚病、中醫美容護膚錦囊、皮膚病臨床治療的難點與展望，都是香港常見的問題。很多長期病患者四處遍訪名醫往往失望而回，這本皮膚中醫皮膚寶鑑相信可以為讀者帶來新希望，按照溫博士內外兼顧的王道方法，悉心用功治療及調理，早日康復，回復信心，開心過好日子。

文灼非
灼見名家傳媒社長
2024 年 4 月

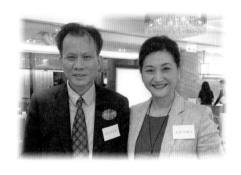

文灼非先生為傳媒界傑出人士，現任灼見名家傳媒社長兼行政總裁。曾任《信報》助理總編輯及《信報財經月刊》總編輯。2016 年獲頒香港大學名譽大學院士。

林志秀 序

　　中華醫藥歷史悠久，源遠流長，是華夏祖先為我們留下來最有價值的寶庫，蘊含著博大精深的養生保健，防病治病的大智慧。尤其是中醫藥治療皮膚病，更是經驗豐富而饒有特色。

　　温愛詩博士為廣州中醫藥大學皮膚科醫學博士，深耕中醫藥治療皮膚病多年，積累了豐富的臨床經驗，尤其對醫治一些常見的皮膚奇難雜症頗有心得。近來她將其臨床上治療皮膚病的心得體會輯錄成冊，取名為《中醫御膚道》。在該書中，温博士用既專業又通俗易懂的語言，詳細介紹了中醫藥治療皮膚病的歷史源流、治療特色和常見皮膚病的具體治療方法等。尤其是針對嶺南地區濕熱病邪引起常見皮膚病發病和病理做了精闢的論述，發前人所未發，為本書的一個亮點。總的來說，無論對皮膚病患者和家屬，或對中醫藥治療皮膚病具有興趣愛好者，此書確實是一本十分值得參考的讀本。有感於斯，樂為之序。

林志秀 教授

香港中文大學中醫學院院長

2024 年 4 月 22 日 於沙田

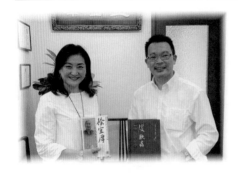

林志秀教授 現任香港中文大學中醫學院院長、教授、博士生導師，香港中文大學香港中西醫結合醫學研究所所長，世界中醫藥學會聯合會理事會常務理事，香港中西醫結合學會會長，香港註冊中醫學會副會長，香港中藥藥理學會創會會長，香港註冊中醫師，第十二屆國家藥典委員會委員。

黃德如 序

投緣的人，遇上了，自然會一見如故；
我和愛詩，正是這樣的關係。

與愛詩的相遇，早從學醫開始，但真正認識成為朋友，則是在廣州中醫藥學院的博士課程上。她攻讀的是既有治療特色，卻又易學難精的中醫皮膚學，而我則主攻中醫婦科學。

愛詩人如其名，愛書識藥，尋道過程倍帶詩意。行醫前，她早就是事業有成的女中豪傑，但問道中醫之後，愛詩便迷上這古往今來，講求天地人共融的大學問。

温博士學藥誦方悟道如詩，中醫藥到了這位揚眉女子手中如調兵遣將，下方狠準卻又不失柔情，這與她師從嶺南名家不無關係，中醫流派本就因地制宜，大江南北手法不一。

愛詩，更見「愛師」，與中醫皮膚名家羅致強教授從誼親結緣成為師徒，終身學習醫書以外人生的修行大道。

愛詩，我與妳從來都是不需多見的知心朋友，因為我們的時間和精力都分給了病人。難得藉着這個序言，我也希望能問問妳這慧黠女子幾道問題，誰叫妳總能給出美妙的人生答案！

- 在看過形形色色的皮相後，愛詩妳最喜歡和頻繁使用的是哪一味中藥？
- 妳說的風濕熱瘀，除出用藥，可有妙手回春的預防法則？

問妳這幾道問題，除了因為中醫的上工治未病之外，更因為普通人是改變結果，優秀的人能改變原因；而妳，在我眼中正是優秀中的優秀。

還有還有，妳姓溫，人如其名，是位大有溫度的醫者，在叮嚀病人的同時，請不要忘記，我也會叮嚀妳要身體力行書中所提到的美顏「八好基本功」，勿忘我與妳同許諾，要一起美美而優雅地老去⋯⋯

以上問題，讀者們是可以在書中找出答案。

寫到這裏，不如更直白一點，行內有句老話 ——「行家出手一試便知」！假若讀者對我靈魂拷問：黃醫師遇上最棘手的皮膚病者，在香港這嶺南地域曾轉介給哪位專案中醫？我往日找的，正是溫愛詩，這就是惺惺相惜的一份情緣。

人生在世，醫緣難求但經驗可取，期望有緣遇上這本好書的讀者，能將內容盡用推廣，正如書中結尾的展望，溫博士希望能讓中醫藥與中華文化，乘着當今國運昌隆的新中國浪頭，眾人尚古而不拘泥地與時並進，使更多人認識中醫，弘揚國學！

黃德如 博士

記於甲辰龍年 穀雨

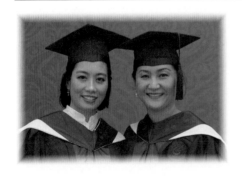

黃德如博士 香港註冊中醫，著名記者及新聞主播，電台及電視節目主持人，作家，已出版多本與中醫有關書籍。

自序

　　猶記得多年前無故突發的皮膚瘙癢症,把仍未專攻中醫皮膚科的我徹底難住了!當時在香港曾遍尋中西名醫解困,卻久久未遇到良方妙法,只有硬着頭皮上廣州找師傅羅致強教授親自出馬指點迷津。此次機會讓我徹底認識到皮膚病患者真的痛苦萬分,痊癒後立志此生必須努力攻克中醫治療皮膚病的難關,自救救人。最終非常幸運可以進入號稱「中醫皮科少林寺」的廣東省中醫院皮膚科學習,更順利完成我的外科 / 皮膚科的醫學博士論文!

　　感恩我的中醫啟蒙老師及誼父羅致強教授,您對學術的認真與創新態度、對病人的慈悲關懷、對嶺南醫學濕症研究的深厚知識都是我人生的典範,無時無刻提醒我必須傳承和發揚中醫藥治病的優勢!

　　感恩我的博導范瑞強教授,您嚴謹認真的學術態度,對病人的關懷備至;您的體諒與關懷,幫助我完成博士論文!

　　感恩國醫大師禤國維教授、池鳳好教授、陳達燦教授、徐宜厚教授及其他皮膚科前輩老師們的關懷與指導!

　　感恩曾在我多年學習中醫途上的所有良師益友!更是感恩多年來我的患者及其家人的信任,成為我多年來砥礪前行,努力發掘中醫寶藏的推動力!

　　最後,謹以此書紀念我的先母!您因病早逝使我決定棄商從醫,重新出發學習中醫,矢志不渝地努力尋求中醫的良方妙藥去

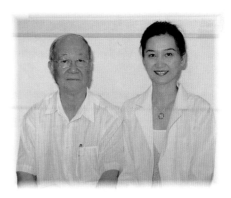

誼父羅致強教授是我的啟蒙老師

「未病先防、既病早治」。當日學習中醫中藥純粹從幫助自己與家人作出發點，後來從興趣變專業，再發展為事業，期盼可以岐黃之術來幫助很多珍惜寶貴生命的人。願此生有緣繼續傳承先賢岐黃之術，以中醫藥助己助人，令世界上更多有緣人因為中醫藥寶貴治療的經驗和理論而健康長壽、家庭幸福、生活愉快！

　　時光荏苒，踏進中醫藥寶庫已近 30 個年頭，在此願借唐代禪宗高僧黃蘗希運（世稱黃蘗禪師）所撰寫的《上堂開示頌》內偈語，與各位讀者與同道共勉之！

　　塵勞迴脫事非常，緊把繩頭做一場。
　　不是一番寒徹骨，爭得梅花撲鼻香。

謹識於 2024·甲辰 春
香港 中環

目錄

Part 1
識膚

第一章 皮膚基本認識   20

第二章 中醫看皮膚   26

Part 2
御膚

Part 3
護膚

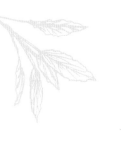

前言

　　皮膚是人體最大的器官，有如人體的萬里長城，起着保護人體內臟免受外界各種細菌病毒和惡劣環境的侵襲。相信沒有哪個人一生中可倖免於大大小小的皮膚問題。皮膚病是發病率極高的常見疾病，包括濕疹、痤瘡（粉刺）、銀屑病（牛皮癬）、蕁麻疹、玫瑰痤瘡（酒渣鼻）、斑禿、脫髮、色斑及皺紋等等。

　　隨着現代生活節奏急速，工作、學業、生活以至人際關係的壓力，會影響個人情緒，心理影響生理，加上氣候和環境因素，飲食結構的變化（快餐和外食），導致皮膚病的發病率不斷增高。另一方面，生活條件改善，物質富裕，人們更注重社交禮儀和個人儀容。根據筆者的痤瘡博士論文研究結果顯示，皮膚病患者的生活質素和心理狀況都是比較差的。加上近年來社交媒體日趨流行，精美照片以外，拍攝美美的個人視頻再放到網絡上播放已經是潮流。每個人的皮膚與容顏其實已經變成一張體面的社交名片，往往影響交友、工作和生意的成敗。在大環境的潛移默化下，近年無論任何年紀的男女性都知道全面護理皮膚的重要性，尤其明白並不能單純靠化妝品和醫美手段來解決皮膚問題。中醫藥治療和護理皮膚的悠久歷史與豐富經驗更是一些追求「自然美」粉絲們「求知若渴、努力發掘」的寶藏。

皮膚病種類繁多，發病原因複雜而病情多變，臨床上與人體多個臟腑與免疫系統失調有着密切關係。許多頑固性皮膚病實在是「纏綿難癒」；由於皮膚病的急性期與緩解期交替反覆發作，是許多皮膚病的特點和難點，故治療過程既艱難又漫長。患者雖耗費大量時間和金錢於治療，效果卻難一蹴而就，因而飽受折磨，嚴重影響其身心健康和生活質素。

　　對於皮膚病的治療與護理調養，當中存在不少謬誤，錯誤的認知往往令皮膚情況進一步惡化。本書希望能透過專業分析，以通俗易懂的方式，介紹嶺南地區常見皮膚病，以正視聽。書中不但為皮膚病患者及大眾解答了常見皮膚病的疑問，並運用中醫理論思維，辨證施治方法，深入淺出地介紹各種常見皮膚病的防治知識、飲食調養及生活護理要點。

　　筆者作為嶺南醫學的傳承人，對嶺南地區常見多發的皮膚病、脾胃病和兒科病等，治療及用藥都致力發揮具地域優勢特色的中醫中藥。中華醫藥講究「治未病」，「藥食同源」或「藥食同用」更是特色。嶺南之地多濕多熱，尤其喜歡食療湯水，筆者在臨床治療皮膚病時也特別喜歡用「內調外養」和「寓養於食」的方法增加療效。本書提及的各種治療方法也是根據嶺南潮濕的亞熱帶氣候與現代都市人的生活習慣專門調配而成。希望用專業而簡單易懂的方式，能幫助普羅大眾認識常見皮膚病的中醫治療特色與食療方法。

Part 1
識膚

◎ 皮膚基本認識

◎ 中醫看皮膚

第一章

皮膚基本認識

皮膚作為人體的外在屏障，有保護、調節和感覺三大功能。所謂「有之於內、而形之於外」，透過皮膚還可以顯示人體內各臟腑與經絡的氣血津液健康狀況。開宗明義，首先一起來認識皮膚。

1.1 認識皮膚

/ 人體最大的器官

有沒有想過，人體最大的器官是甚麼？就是裹在身體外面的皮膚。成人的皮膚面積為 1.2-2 平方公尺，初生嬰兒約為 0.21 平方公尺，其重量約佔總體重的 16%。皮膚的顏色因種族、年齡、性別及部位不同而異。皮膚除了是最大的器官，也是非常重要的器官，如同人體萬里長城，為我們抵禦外在世界的傷害，晝夜不休。

/ 健康的皮膚標準

健康的皮膚應該柔軟有彈性，具有平滑感和細緻感，有良好的濕潤度，並且呈弱酸反應。而且，皮膚免疫力強，不易受環境或生理改變而出現狀況。追求健康的身體，首要善待自己的皮膚。尤其現代商

業社會，社交頻繁，網絡視頻流行，個人的皮膚就成了很多人的第二張名片。擁有從內而外、健康美麗的皮膚，是每個人最有價值的投資。

1.2 皮膚的結構與組織

/ 皮膚層出不同

皮膚由表皮層和真皮層構成，並藉皮下組織與深部的組織相連。皮膚的厚度隨年齡、部位不同而異，平均約為 0.5-4mm 厚。掌、蹠及四肢伸側等處的皮膚較厚，眼瞼、乳房和四肢屈側等處的皮膚較薄。角蛋白形成細胞是表皮主要的細胞，根據角蛋白形成細胞的分化階段和特點，表皮（Epidermis）由內向外依次分為基底層、棘層、顆粒層、透明層和角質層，基底層借助基膜與真皮連接。

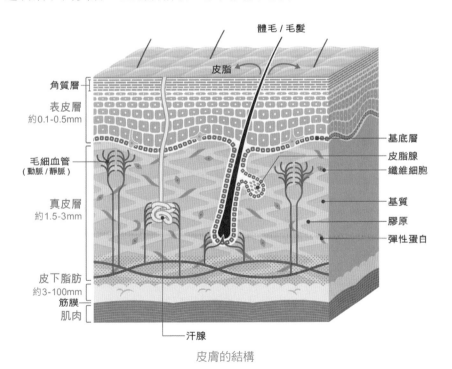

皮膚的結構

/ 皮膚組織都有甚麼

真皮（Dermis）位於表皮下面，分為乳頭層和網織層兩層。有許多血管、淋巴管和神經，毛囊、皮脂腺和汗腺也多存在於此層內。

真皮下方為皮下組織，與真皮無明顯界限，其下方與肌膜等組織相連。皮下組織由疏鬆結締組織及脂肪小葉組成，又稱皮下脂肪層。此層內還有汗腺、毛囊、血管、淋巴管及神經等。還有表皮衍生而來的附屬器，如毛髮、指甲、汗腺、皮脂腺等。

/ 皮膚的膠原蛋白層在哪裏

近年很多關於膠原蛋白具有醫美作用的報道，聲稱口服膠原蛋白補充劑可以有抗衰老、美容養顏的作用。這些產品像雨後春筍般充斥市場，在很多美妝博主和美容品牌大力推廣下變成潮流。這裏先不討論這些膠原蛋白產品是否真的有實際功用。

究竟皮膚的膠原蛋白層存在哪裏？我們可以從專業角度了解一下。

/ 膠原蛋白層有甚麼作用

膠原蛋白存在人體真皮中，支撐着皮膚的結構，佔蛋白質總量的25%-30%。佔如此大的比例，足以顯示出它對我們皮膚的重要性。膠原蛋白被普遍認為由真皮的支撐結構組成，其網狀架構為皮膚提供了保護和彈性，在纖維之間則分佈着大量的水分、細胞外基質和功能性細胞，是皮膚重要的生化反應場所，為表皮層提供水分和營養。皮膚膠原蛋白就像一個纖維束，具足夠強度和韌性，使皮膚具有彈性和張力。

/ 膠原蛋白的來源

身體內的成纖維細胞（Fibroblast）可以源源不斷製造膠原蛋白，自給自足。膠原蛋白是肌膚中的主要成分，佔肌膚細胞中蛋白質含量

的 72% 以上。原則上只要人體正常運作，飲食營養正常，消化系統可以吸收補充皮膚需要的正常膠原蛋白。如果過量補充，有可能引起其他營養失衡問題。

　　膠原蛋白、彈性蛋白還有玻尿酸分佈在真皮層的胞外基質裏。人到 18-20 歲時候，膠原開始流失。如果失去膠原，皮膚會出現細紋、暗沉甚至色斑；40 歲後皮膚容易下垂，細紋與皺紋慢慢出現。

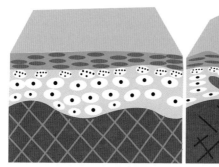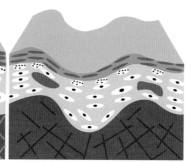

膠原蛋白充足的皮膚　　　　缺乏膠原蛋白的皮膚

／ 膠原蛋白人體可自我補充

　　膠原蛋白不能直接補充進入身體，而蛋白質進入人體後會分解，人體會根據需要重新合成，只要食物中有足夠的蛋白質，就不會缺乏膠原蛋白。所以不要隨便亂吃補品，以免出現營養失衡情況。更要充分了解膠原蛋白的原材料來源是否可靠，是天然或合成？製作過程與安全性是否符合國際標準等等？

　　過猶不及，適當吸收營養，孔子提倡「不時不食」。《黃帝內經》告訴我們「五穀為養，五果為助，五畜為益，五菜為充」，強調飲食必須多樣性和平衡，人體需要從不同的食物中攝取不同的營養成分，以維持身體的正常運轉，方能有助人體陰陽平衡。

1.3 皮膚的生理功能

/ 皮膚的基本功能

　　皮膚系統主要有三大重要功能：保護、調節和感覺。當中，皮膚作為人體的外在屏障，保護身體免受各種環境因素及污染物（如：溫度、細菌、化學物、陽光等等）的傷害。正常皮膚表面呈弱酸性，不利於細菌的繁殖，能阻止細菌、真菌侵入，並有抑菌、殺菌作用。角質層緻密堅韌的結構可以抵禦外界各種物理、化學等有害因素對皮膚的侵襲。真皮下較厚、疏鬆的皮下脂肪層具有緩衝作用，能減輕外力的衝擊和擠壓，對深部組織器官具有保護作用。所以，皮膚絕不單單是一副皮囊，可謂「皮膚在、故我在」。

/ 皮膚的生理功能

　　如上所述，皮膚除了作為重要的保護屏障外，還有其他讓你意想不到的生理功能。

- **感覺作用**：瘙癢、觸覺和壓覺、運動感覺、溫覺和冷覺、疼痛。
- **調節體溫**：皮膚是散發熱量的一個重要組成部分。
- **防水功能**：避免水分過度散失。
- **吸收作用**：皮膚有吸收外界物質的能力，稱為「經皮吸收」，吸收養分。
- **分泌和排泄作用**：排除身體廢物。
- **黑素的生成和代謝作用**：黑素是由黑素細胞產生的，成熟的黑素細胞主要分佈於表皮的基層內。
- **維生素 D 的合成**：人體皮膚表皮層有一種物質，接觸紫外光後會在皮膚產生化學反應，最終合成維生素 D3，然後經皮膚向全身輸送，進入血液循環。

- **上皮角化作用**：維生素 D3 的合成主要在表皮層的角質細胞內進行。角化是表皮細胞的最重要功能之一。基底細胞逐漸推移到角質層時，由圓錐形細胞演變成扁平形細胞的角質細胞。
- **免疫作用**：皮膚具有阻擋不良外物進入身體內部、消除細菌病毒以及日常不潔物質附屬物等作用。皮膚免疫系統是一個與生俱來全面覆蓋的屏障。

 詩博士醫話

【皮膚病只是症狀】

皮膚是人體最大的器官，由內至外分別是：表皮、真皮、皮下組織。中醫認為皮膚病只是症狀，透過皮膚而顯示人體內各臟腑與經絡的氣血津液健康狀況。所謂「有之於內、而形之於外」。

【指紋】

每個人的皮膚都是獨一無二。皮膚表面有許多纖細的皮溝，皮溝使皮膚呈現出劃分為細長而平行、略隆起的皮脊。手指和腳趾末端屈面的皮溝、皮脊呈渦紋狀，就是指紋或趾紋。其形態受遺傳因素決定，終生不變。除同卵孿生者外，指／趾紋在個體之間均有差異，故常用以鑑別個體。

考古發現，我國早在戰國後期已開始利用犯罪現場遺留下來的指紋進行破案。秦漢時代更盛行封泥制，當時的公私文書大都寫在木簡上，差發時用繩捆綁，在繩端或交叉處封以黏土，蓋上印章或指紋。這種泥封指紋，是作為個人標識，表示真實和信義，還可防止偽造。

第二章

中醫看皮膚

從中醫角度而言，皮毛與五臟六腑息息相關。
皮膚的病變不僅代表皮膚出現問題，更是身體
發出的警告徵兆，代表身體正處於一個失衡的
狀態。

2.1 中醫認識皮膚

中醫經常簡稱皮膚為「皮」，皮膚科為「皮科」。正確來說，作為
五體[①]之一的皮，實指皮毛而言，是皮膚和附着於皮膚的汗毛的合稱，
包括皮膚、汗孔和毫毛等組織。汗孔又稱「玄府」或「氣門」，皮膚與
肌肉的間隙稱為「腠理」，皮膚紋理也叫「皮理」。

/ 皮為一身之表

皮膚是人體表面最大的保護器官，是防禦外邪的首要屏障，具有
護衛人體和抵禦外邪入侵的能力；而外來致病因素亦會首先侵犯皮
膚。《靈樞・百病始生》曰：「故虛邪之中人也，始於皮膚，皮膚緩則
腠理開，開則從毛髮入……」中醫認為，人體由飲食生化之衛氣行於

---

① 筋、脈、肉、皮、骨合稱為五體。

脈外，溫養肌膚腠理，司汗孔之開合，使皮膚柔潤，腠理致密，使外邪不能入侵機體；若皮膚疏緩，則外邪可乘虛而入，引起疾病，故皮膚被視為人體的「萬里長城」。

/ 會呼吸的皮膚

呼吸主要是肺的功能，肺合皮毛，汗孔的開合可起輔助呼吸的作用。另外，衞氣司汗孔之開合，通過調節汗液的排泄，亦有助於維持體溫的相對恆定。汗又為津所化生，出汗是津液外泄的途徑之一，皮膚腠理疏緩，汗孔開，則汗出多；反之，則汗出少。因此，皮膚腠理的疏密有調節津液代謝、調節體溫以及呼吸、感覺等功能。

2.2 皮膚與五臟的關係

《黃帝內經》：「有諸形於內，必形於外。」原意是人體內有毛病，一定會在身體表面顯現出來。中醫學強調人是一個以五臟六腑去維繫生命活動的整體。臟腑與五官有着所主與歸屬、開竅的關係。皮膚作為人體最大的保護器官，自然與五臟六腑有着密切的關係[2]；每一臟腑均可通過各自的生理功能直接或間接對皮膚產生不容忽視的影響。維持五臟氣血運行暢旺，是擁有健康美麗肌膚的基礎。

---

[2] 人的五臟是指心、肝、脾、肺、腎，而六腑則是指小腸、膽、胃、大腸、膀胱、三焦。臟與腑是表裏互相配合的，一臟配一腑，臟屬陰為裏，腑屬陽為表。臟腑的表裏是由經絡來聯繫，彼此經氣相通，互相作用，因此臟與腑在病變上能夠互相影響，互相傳變。

/ 心與皮膚

　　所謂心主血脈，其華在面。心臟主宰血液運行及循環。人面部皮膚的特點是毛細血管豐富，若心臟健康，面部血液循環旺盛，則皮膚色澤紅潤，有彈性。《黃帝內經》：「諸痛癢瘡，皆屬於心。」中醫學認為心臟五行屬火，心氣太盛則赤色見於面部。許多皮膚病，都會出現瘡、癰、紅、腫的徵狀，如皮膚癤腫、痤瘡、毛囊炎、急性濕疹、皮炎等急性化膿性、瘙癢性皮膚病，都是心經熱盛所致。

/ 肝與皮膚

　　肝主藏血，主疏泄，肝主筋，其華在爪，開竅於目。肝素有人體血庫之稱。對於皮膚來說，肝的藏血功能正常，氣機疏泄功能正常，則氣血的順暢運行，確保肌膚筋脈得到營養。若肝血不足，則肌膚甲錯（乾燥似鱗甲交錯之狀）、皮膚斑駁、粗糙、指（趾）甲沒有光澤，甚者皮膚暗黃有斑，常見有黃褐斑、扁平疣、雀斑、指甲乾裂等病症。另外，凡急性、泛發性的皮炎，濕疹，帶狀皰疹或皰疹性疾病，多與肝經的風熱或濕熱有關。

/ 脾與皮膚

　　《黃帝內經》：「脾胃為氣血化生之源」。中醫學認為脾是後天之本，營血化生之源，將營養精微物質輸送到全身，器官組織、四肢、皮膚肌肉全賴脾養。女性過了 35 歲，陽明經 ③ 的經氣開始衰弱。足陽明，脈起於瞳孔正下邊，往下走到口角，再從沿着面頰往上走至額頭。足陽明胃經是連接脾胃臟腑的經絡，經氣衰弱則脾胃的功能也下降，從而出現面色萎黃、肌肉鬆弛、皺紋早生等衰老症狀。

　　另外，脾主統血是脾的第二個生理功能，使血液在正常的脈道中

---

③ 指足陽明胃經和手陽明大腸經。

流動。其中，紫癜便是脾不統血所致的皮膚病之一。而且，脾土易受濕困，故嶺南地區之人多脾胃濕熱，常出現一些慢性炎症性的皮膚病，如濕疹、特應性皮炎、痤瘡、脂溢性皮炎／脫髮、玫瑰痤瘡等等。

/ 肺與皮膚

肺朝百脈，血液運行不僅依靠心氣的推動，還有賴於肺氣的輔助。肺助心行血，才能更好地起到保養皮膚的功能。「肺之合皮也，其榮毛也。」肺的功能失調，反映在皮膚、汗腺、毫毛上，就是乾燥、脫皮、毛孔粗大等問題。臨床上，特別是痤瘡，大多辨證為肺經風熱所致。中醫傳統治療多認為皮膚病與肺臟息息相關，故「肺合皮毛」的理論應用在臨床治療皮膚病上相當廣泛。

/ 腎與皮膚

腎為先天之本，主藏精，主一身之水。腎的水液代謝功能正常，則皮膚緊緻有彈性；反則，皮膚水腫、鬆弛。另外，頭髮的榮枯需要腎精的濡養，脫髮大多與腎有接直關係。部分皮膚病，往往結合腎臟功能損害，如血管炎、結節性多動脈炎、過敏性紫癜、系統性紅斑狼瘡等。嶺南地區，多濕多熱，汗液容易外泄而出現陰津虧虛，陰虛火旺之象。近代以禤國維國醫大師為代表的嶺南皮膚病流派，根據嶺南氣候變化、生活習慣與患者體質多具有肝腎虧虛，陰虛火旺引起的皮膚病證候，而採用滋陰清熱，平調陰陽的治療方法。

2.3 皮膚病的成因

中醫學認為皮膚病發生的原因可以劃分為三，包括外因、內因和不內外因，可以三者獨立致病，或相互影響致病。

/ 六淫致病為外因

自然界有「六氣」，為風、寒、暑、濕、燥、火。當機體抵抗力下降，無法適應氣候變化，或者六氣反常，超越機體抵抗力，侵犯人體而形成疾病時，六氣太過即為「六淫」。

/ 情志飲食為內因

七情太過，五志化火也會影響臟腑的功能活動，所謂怒傷肝、喜傷心、思傷脾、憂傷肺、恐傷腎，都是名副其實的「有諸內，形於外」。傳說有人悲傷思慮過度，結果「一夜白髮」。又有人突然受精神刺激，使血熱生風，風動髮落，出現「鬼剃頭」（即斑禿）。

飲食不節亦是釀成皮膚病的重要原因之一。臨床上，常見因酗煙酒或飲食辛辣油膩肥甘食物，以致濕熱上蒸，熏於顏面，而出現痤瘡、酒渣鼻、脂溢性皮炎等皮膚病。

/ 不內外因有甚麼

蟲獸咬、金刃傷、跌打損傷、致敏原等皆為不內外因。外傷可使皮膚直接破損，毒蟲可乘隙入侵而發生皮膚病，如丹毒、癰、癤等。

2.4 怎樣才算是患上皮膚病

當機體生病，往往伴隨一系列自覺症狀，例如疼痛、瘙癢等。這些自覺症狀是主觀的，沒有醫者能知道或感受到患者的疼痛，而且某些自覺症狀會被患者的恐懼心理而無限放大；也有患者因為長期患病，加上服用多種西醫藥物，而影響自覺感受功能。所以，判斷一個疾病的發生，需要結合醫者從患者身體上觀察得出的客觀性他覺症狀。換言之，當患者未接受專業診斷前，在網上似是而非的資訊中胡亂對號入座的判斷，都不能稱之為診斷。

/ 主要自覺症狀

自覺症狀是指患者主觀生理性感受，由於致病因素、誘發原因和個體敏感性不同，主觀症狀往往多種多樣。皮膚病主要自覺症狀包括瘙癢、疼痛、麻木、灼痛、蟻行感等。皮膚與機體內部有密切聯繫，或伴隨全身症狀，如發熱、畏寒、乏力、失眠、胃脹氣、便秘或食慾減退等。

/ 他覺皮損情況

皮膚的損害是診斷皮膚病的重要因素，對診斷其病理發展階段及治療方案。皮膚病的皮損可分為兩種：原發皮膚損害和繼發皮膚損害。

原發皮膚損害是疾病直接產生及初次出現的皮損，如斑疹、斑塊、丘疹、風團、水泡、膿皰、結節、囊腫等；繼發皮膚損害是經過搔抓、感染、治療處理和在損害修復過程中演變而成的皮損，如鱗屑、糜爛、潰瘍、痂、抓痕、皸裂、苔蘚樣變、疤痕、色素沉着或皮膚萎縮等。

2.5 中醫治皮膚病

歷來有「大夫不治癬，治癬丟了臉」或「若要英名喪，找個皮膚來看看」等民間諺語，真實道出了皮膚病的難治性與當中醫皮膚科醫生的高難度！因為皮膚病是臨床多發病，但復發率卻非常高！而且與個人的免疫系統、季節天氣、飲食和性格體質有關，非常複雜。常見皮膚病一般很少危及生命，然而即使是最簡單的痤瘡亦可頑固難治，尤其是嚴重濕疹。皮膚病難治之處在於，它不是單純的外傷皮損，是內在臟腑、經絡、氣血病變，而導致的免疫功能失調疾病，病因複雜、復發率高。故「見皮治皮，永無癒期」，又不得不治皮！加上很多皮膚病患者，經過西醫西藥的多年用藥治療而未癒，或過用寒涼中藥

等，伴有很多的副作用，例如激素依賴性皮炎、脾胃虛寒等症狀，大大增加中醫藥治療的難度。

/ 人體健康的基本判斷因素

怎樣判斷人體是否健康？最簡單可概括為三大因素：胃納、二便（小便／大便）、睡眠，也即是民間所說的「吃喝、排、睡」。如果出現不正常情況，就是健康出現問題的症狀，陰陽失去平衡而出現病變情況。例如皮膚病痤瘡病人常有便秘、小便黃的情況；濕疹病人容易有胃納欠佳或消化不良、胃脹胃氣及便秘等情況。

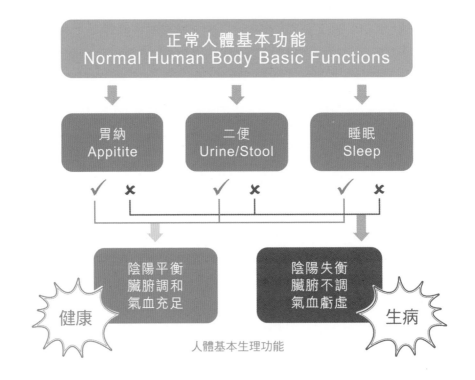

人體基本生理功能

/ 皮膚病與人體發病機理

皮膚病的發生，與個人的先天因素、後天因素和個人因素有密切關係。先天因素包括父母遺傳體質、母胎期保養；後天因素包括兒童

期的餵養、飲食營養（包括食物和藥物）、環境氣候等；個人因素包括性格、情緒、職業和家庭狀況關係等。例如特應性皮炎的患者，多具煩躁易動特徵。女性成年痤瘡病人多具有情緒急躁或抑鬱緊張的性個；濕疹多有遺傳性、敏感性體質等等。皮膚病的臨床表現複雜呈多樣性，必須結合中醫「四診合參、望聞問切」，充分收集患者的個人資料，分析整理，根據中醫辨證論治的理論，內調外治，才可以幫助患者「起沉痾」、解多年的困擾！

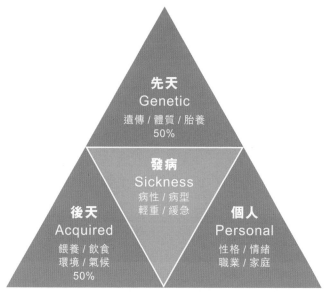

皮膚病與人體發病機理

/ 中醫治皮膚的整體理念

筆者臨床診治過很多皮膚病患者，多數病程已遷延數年，急性期與慢性期交替發作，纏綿不癒，治療時間愈長，患者要求「斷尾」的心情愈迫切。中醫治皮膚，講求整體辨證施治，同時根據標本緩急的不同而採取分階段論治的方法，強調「緩解症狀，急則治標」的專科特色，以緩解患者燃眉之苦。

中醫學治病思想着重於整體觀念，非常重視人體本身的統一性及完整性，認為人體是一個有機的整體，貫通生理、病理、辨證和治療等各個方面。就皮膚病而言，容易造成重局部而忽視整體的傾向，見皮治皮，以致影響治療效果。皮膚病的局部與整體，如何標本兼治，也是中醫皮膚科提高療效的基本方法與療法。「司外揣內」，從內部根本調養加外部的對症治療相輔相成；「內外兼治」達到治癒疾病的目的。

「氣」與皮膚病

中醫認為皮膚病的發生與人體的免疫功能低下有密不可分的關係。《黃帝內經》有言「正氣存內，邪不可干」、「邪之所湊，其氣必虛。」氣與肺脾腎的陽氣關係最密切，肺主皮毛，脾主肌肉，腎主骨和氣化。如果人體正氣充足，則百病不侵或少病早癒。由於先天不足、後天脾胃失養或濫用藥物、情緒失衡等等原因，影響氣機的正常升降出入，導致人體的第一道防線（肺衛／皮膚）的崩潰，六邪（風、寒、暑、濕、燥、火）乘機而入，造成人體臟腑經絡的病理狀態。

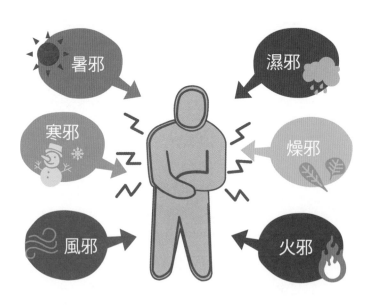

中醫六邪（風、寒、暑、濕、燥、火）對人體的影響

筆者臨床多年觀察發現，幾乎全部皮膚病患者皆有脾胃消化病及免疫功能低下的問題。很多中醫皮科的老前輩與我一樣，皆有發現皮膚患者都具有「皮腸同病」的特徵，更是常常有傷風感冒、咳嗽及過敏性鼻炎等過敏性體質表現。這就是中醫説的因為「氣虛」導致免疫功能低下而引起的一系列症狀。因此臨床治療怎樣可以有效而徹底幫助患者康復，是我和很多皮膚專家面對多年的難點與挑戰！很多皮膚病患者往往經過患病多年，多先從西醫的常規治療失敗後，再到處尋找不同的中醫治療，然後輾轉來到我的診所，很多皮膚病患者已經超過 10 年以上！面對這些無奈又絕望的皮膚病患者，真的很心疼，自己也曾患過皮膚病，所以十分感同身受！

簡單來說，根據筆者的臨床觀察與經驗，要從先控制好外邪引起的免疫功能失常外，除了皮膚常規用藥外，更要調整好脾胃消化的功能。不能用藥太猛，尤其是很多皮膚病患者已經長期使用過多種抗生素、激素（類固醇）、殺菌藥等等治療，脾胃早就受損虛寒，出現舌苔淡、胃納呆滯、面色無華等的虛寒症狀；皮膚則變薄、變硬角化，更有激素依賴性皮炎的慢性炎症。必須加強人體氣化功能，特別是肺、脾、腎的氣化功能，才能重新調整他們的免疫功能。用藥方面，避免用太苦寒藥物，多用扶脾健脾、調養胃氣、潤肺補氣、疏肝和胃、清心利水的藥物。也叮囑患者同時多食用具「藥食同源」作用的食物，雙管齊下，效如桴鼓！

/ 治則首重扶正氣

人體的正氣，與肺、脾、腎的關係密切。中醫認為皮膚病只是一種症狀，透過皮膚狀況可知道內在臟腑的功能，故説皮膚有「司外揣內，司內揣外」的説法（《靈樞·外揣》）和「有諸內者，必形諸外」（《丹溪心法·能和脈色可以萬全》）的內外溝通表達作用。

其一，肺的臟腑功能除了司氣化，肺氣亦通過皮毛而起保護人體屏障功能，作用等同「長城」。肺與大腸相表裏，肺氣充足也保障了大腸的正常疏泄排放作用。因為皮膚病患者很多有便秘症狀，調理腸胃，使腸道的菌群正常，可以加強皮膚的免疫功能。

其二，皮膚病患者幾乎全部都具有脾虛的症狀，或寒濕、或濕熱。例如濕疹的患者都有皮膚滲液或皮膚乾燥的問題，中醫認為脾主運化，脾胃功能失調，脾不能為胃行其津液，故脾膚乾燥或滲液。因脾陽虧虛而水濕泛濫，濕久而化熱。香港地處亞熱帶的嶺南地區，常年氣溫高、濕度高；不少人喜食冷飲又長處空調間，加上工作繁忙緊張，夜生活豐富，飲酒燒烤，飲食多有肥甘厚膩。因虛而濕，因虛而熱。濕邪與風、寒、熱、燥諸邪雜至，終會釀成「濕熱互結、纏綿難癒」的皮膚病。

其三，晚睡，長期的精神緊張，飲食不節、過食寒涼食品，服藥等因素，使腎的陽氣受損，腎的氣化功能低下；腎陰不足，心火旺盛，內熱透過皮膚而散發外透，陰陽失去平衡而化為皮膚病。

因此，如能確保人體氣機的正氣旺盛（肺、脾、腎），則可有效推動人體經絡管道內津液與血液的來源與暢通，可以有效防止皮膚病的發生和加快皮膚病的康復。

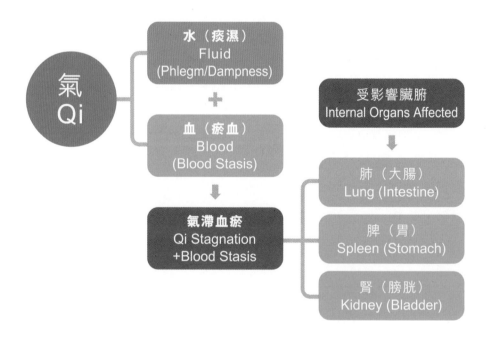

中醫皮膚病與氣相關的臟腑及病理關係

／ 臟腑基本功能與五行生剋關係

　　中醫傳統以陰陽五行對應人體各個臟腑。根據下圖顯示，肺主皮毛、脾主肌肉與皮膚病的臨床表現與發病機理關係最密切。透過這些臟腑的外在表現，例如體表顯現的顏色，若皮膚色偏黃與脾胃病有關，偏黑色與腎功能障礙有關，偏紅色與心血管病變有關等等，這些體表徵象，幫助了解人體各臟腑的健康狀況。臟腑互為表裏，而臟腑之間，則互相制衡，起生剋作用。例如平抑肝陽可助脾土。了解五行與臟腑的生剋作用，可以幫助皮膚病的診斷與治療。臨床根據特有的外在表現，可以及時調整和修復，發揮「司外揣內，司內揣外」作用。

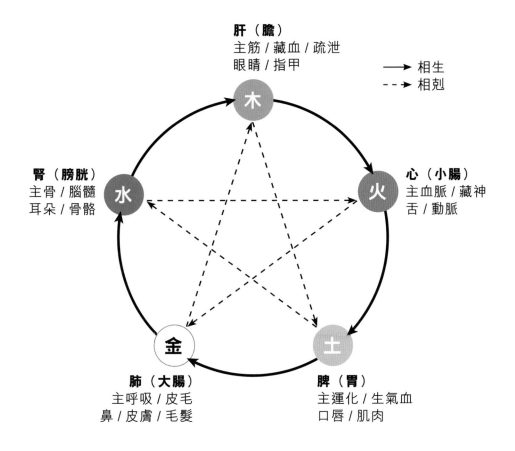

臟腑功能與五行生剋圖

中醫五行與臟腑理論對應表

五行	木	火	土	金	水
五臟	肝	心	脾	肺	腎
六腑	膽	小腸	胃	大腸	膀胱
五色	青	紅	黃	白	黑
五味	酸（澀）	苦	甘（甜）	辛（辣）	鹹
五官（開竅）	目（眼睛）	舌	口（唇）	鼻	耳
形體（外表）	筋（指甲）	動脈	肌肉	皮膚（毛髮）	骨骼
季節（五季）	春	夏	長夏（暑）	秋	冬
氣候（五邪）	風	熱（溫）	濕	燥	寒（冷）
情緒（五志）	憤怒	喜（興奮）	憂思	悲哀	驚恐

／ 陰陽五行——臟腑與皮膚病

　　根據中醫理論，脾為中土，可化生萬物，對人體健康和正常運作有重大作用。脾的功能有主運化、主統血、主升。脾土生肺金，脾胃的運化功能健全，營養吸收良好，就能促進人體皮膚的健康和修復。如果脾胃功能紊亂，不能發揮基本功能，會嚴重影響其他臟腑的正常運作，從而出現多個臟腑的病理變化。臨床治療各種皮膚病，筆者在辨證論治、隨證治療的處方用藥，都喜配合用「培土生金法」。以保護脾土出發，從而保持肺金→肝木→心火→腎水各臟腑之間的陰陽平衡，促進各臟腑之間的正常運行，幫助皮膚的康復與修復。

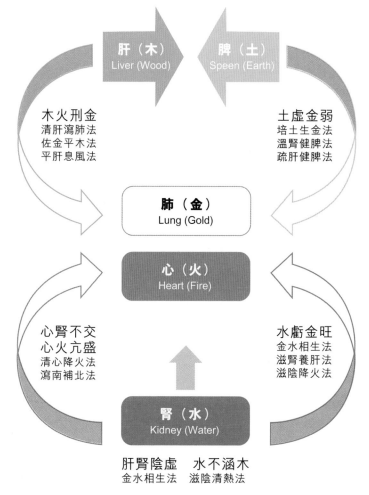

《難經‧六十九難》:「虛者補其母,實者瀉其子」

中醫解構皮膚病的五行與臟腑關係循環圖

/ 中醫皮膚科特色外治法

中藥外治乃中醫皮膚科特色療法,歷史悠久,由於外治藥物可直達病灶,是治療皮膚病的關鍵藥物。其可選藥物種類及劑型繁多,臨床上靈活使用。根據疾病所在的部位不同,以及病程發展變化所需,將藥物製成不同的劑型,常用劑型有膏藥、軟膏、溶液、粉劑、洗

劑、酊劑、栓劑、浸漬劑等。其基質的選擇也比較廣，礦物油、動物油、植物油以及蜂蜜、醋、酒、鮮植物汁等，分別適用於急性期、亞急性期和慢性期的各種皮損。以油膏劑為例，是將藥物研成細末，與凡士林、羊毛脂或蜂蜜等基質調成的半固體劑型，如青黛膏、硫黃軟膏，常用於結痂、皸裂的皮損。或用植物油加入中藥炮製而成油劑，例如紫草油、甘草油等。濕疹或有滲液，可以用中藥煎煮後外敷局部皮損。或製成酊劑，例如痤瘡酊、烏髮生髮酊等。總之根據皮膚病患者的特殊情況，辨證論治，內服湯藥再配合外治法，效果顯著。

此外，如要加強皮膚病的痊癒，可加入針刺療法和三伏天灸，可以改善皮膚病患者的體質，提升整體免疫力，促進康復。

/ 治療皮膚病分三階段

筆者根據個人經驗，尤其對難治性的濕疹、特應性皮炎和頑固性皮膚病，根據不同患者的病史、年齡、體質、病況而制訂的治療進程階段。臨床大致可分為 3 個基本治療流程階段：

1. 控制期 Control：第 1-3 個月
2. 減少期 / 改善期 Reduce/Improve：第 4-6 個月
3. 保養期 Maintain：第 7-9 個月

此「三段治療法」可以有效減輕患者與家屬的疑慮與擔心，特別是經歷無數次失敗的患者，可以共同參與治療計劃，加強療效。過程中需要耐性溝通講解與引導，因為臨床治療除了內服藥物，還有外洗外塗藥膏藥油等護理保濕產品；如需突破治療瓶頸，更會加上針灸、食療等輔助療法。如果欠缺溝通，患者不明所以，特別是皮膚病雖然是多發病，但與免疫功能低下有關，反覆的傷風感冒亦會使皮膚問題反覆發作；皮膚反覆瘙癢也是難題，特別是特應性皮炎患者多是小朋友，父母及家中不同的照顧者的長期配合，用藥和餵藥是否恰當，對治療過程的成敗至關重要！

多年來筆者臨床施用「三段治療法」，患者都非常接受，有助溝通，從而增強治療效率。尤其對難治性皮膚病的監測與檢討，簡單

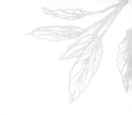

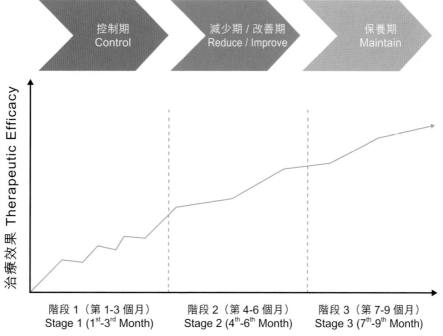

中醫皮膚病治療流程（特應性皮炎／頑固性皮膚病）

　　而清晰透明的溝通講解，是建立良好醫患關係和增加治療效果的大前提，達到醫患雙方共贏。因為很多患者因為不明白治療過程而產生不信任、不堅持療程而輕易放棄治療，半途而廢，真的非常可惜！

　　而其他的一般皮膚病治療，如痤瘡、玫瑰痤瘡、脂溢性皮炎等，筆者每個階段用 1 個月，共 3 個月為一個療程，來監察控制。此法對於病人來說，簡單清晰，容易明白，可以加強治療信心、幫助治療時間和費用的安排。

詩博士醫話

【皮膚排邪反應】

皮膚病的治療用藥期間，某些患者會出現一些「排邪反應」。例如，服藥後，二便增多，或大便黏膩稀爛，都是邪有出路，濕熱毒邪自二便排出的正常反應。風濕熱毒邪也可透過發汗解表由皮膚透發出去，部分患者服藥後出現紅疹增多情況，或偶有咳嗽，是邪向外透的表現。患者應遵從醫囑，切勿過分害怕，而自亂陣腳！

【皮膚病容易反覆發作　忌口助控制病情】

皮膚病與遺傳因素、體質、性格、環境天氣、飲食習慣等有關，「反覆發作」是所有皮膚病的特色。適當忌口（戒口）可以幫助控制病情，但避免過分偏食，尤其兒童，防止營養不良。

【天氣轉季是皮膚病的定時炸彈】

一年四季的轉換，很多人容易傷風感冒，加上近年流感病毒肆虐，小孩子與免疫系統差的中老年人容易得病。加上空調、冷飲、寒涼生冷對肺氣的損害；亂吃補品，暴飲暴食等「內邪」與四季時行的「六邪」（風寒暑濕燥火）結合，「內憂外患」爆發各種感冒和皮膚疾病！

Part 2

御膚

第三章

濕熱與皮膚病

濕邪是嶺南地區常見的致病因素,「因濕而瘀」,濕瘀之邪互結,影響皮膚的正常代謝作用,從而形成「濕瘀阻皮」皮膚病的病因病機特徵。針對地區的獨特外環境和生活習慣,靈活使用具有嶺南特色的祛濕化濕藥物,濕邪化則瘀血散,可增強皮膚病的療效。

3.1 嶺南醫學與濕熱病

嶺南者,是指中國南方的五嶺①以南地區。相當於現今的廣東省、廣西省、海南省與福建省西南部等區域,而香港地處華南,與廣東省相連,同屬嶺南地域。古代嶺南號稱「瘴癘」之鄉,多熱多濕的環境,形成濕熱疾病的多發性,對嶺南地區的醫學理論和治療方法的發展有顯著影響,在 20 世紀初漸漸形成「嶺南醫學」的特色學術理論,成為中醫學地域流派的重要一支。

---

① 五嶺由越城嶺、都龐嶺、萌渚嶺、騎田嶺和大庾嶺組成,大致分佈在廣西東部至廣東東部和湖南、江西四省邊界處。

/ 嶺南地域性氣候特點

嶺南地區屬於亞熱帶氣候，嶺南氣候特色在於全年的溫暖氣候，古人有「粵人不知霜」之說。以香港為例，全年大概分為兩季；只有涼季而無冷季；近年夏季最高氣溫約 35℃。根據相關資料顯示，香港全年平均氣溫高於 25℃，平均相對濕度高於 70%。嶺南氣候的另一特點是海洋性氣候與大陸性氣候交滙，尤其春季的「回南天」潮濕悶熱、夏秋季的颱風與季候風，也帶來豐富降雨量。

/ 嶺南氣候形成濕熱病

嶺南名家屈大均曰：「嶺南之地，愆陽所積，暑濕所居」。嶺南之地四時不正，屬於天地之陰陽相亂，必然導致生活其中的人體也陰陽相亂，因此得病；而陰陽不調中，又有一個顯著的特點，即「愆陽所積」。「愆、陽」所指，嶺南氣候所形成的濕熱現象。嶺南氣候炎熱，卻多霧多雨，使蒸濕為患；嵐霧長期不散，使濕熱難分難離，形成「濕熱互結，纏綿難癒」的難治之症。

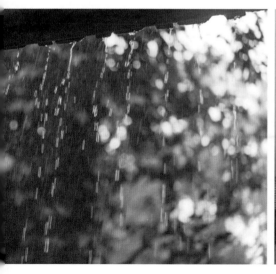
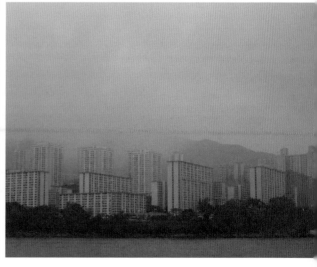

3.2 嶺南皮膚病流派

傳統嶺南醫家因應獨特的地理環境、氣候、飲食和生活習慣，創立具有嶺南特色的中醫治療與用藥方法。到 20 世紀初嶺南醫學逐漸發展成完整的理論系統。而嶺南皮膚病學術流派，其中最具代表性的有國醫大師禤國維教授及其弟子陳達燦教授與范瑞強教授等。以平調陰陽、滋陰清熱、健脾祛濕、培土生金等治療方法，針對嶺南的獨特氣候和體質，內外兼治，對症下藥，治療效果良好，廣受患者推崇。

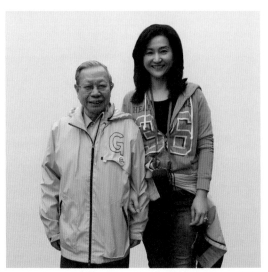

嶺南皮膚病流派代表人物——國醫大師禤國維教授與筆者合照

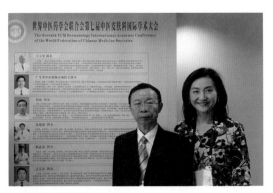

范瑞強教授與筆者合照

3.3「因濕致瘀」理論在中醫皮膚病的應用

「因濕致瘀」理論始於 1980 年代，由著名全國名老中醫、中西醫結合心血管專家、嶺南濕症專家，時任中山醫科大學附屬一院（舊稱中山醫學院）中醫科主任的羅致強教授首先提出。羅教授根據長期的臨床實踐和嶺南地區高濕高溫的氣候因素，由此提出「濕瘀相關，因濕致瘀」的假說，這一假說當時也得到了陳可冀院士的肯定，並進行一系列相關的臨床研究及實驗。

/ 「因濕致瘀」病因病機與理論基礎

《靈樞·百病始生篇》指出「溫氣不行，凝血蘊裏而不散，津液澀滲，着而不去而積皆成也」。因濕致瘀理論主要指病邪（濕邪）由外而內侵襲人體的致病途徑：外濕 → 內濕 → 氣機阻滯 → 血瘀 → 濕瘀交阻之病理變化狀態。

/ 「因濕致瘀」、「濕瘀阻皮」與嶺南皮膚病

濕邪是嶺南地區常見的致病因素，在皮膚病的發生、發展過程中有着十分重要的影響。臨床上很多皮膚病表現都有紅、腫、熱、痛、癢等基本特徵，更常伴有皮膚滲液、皮疹腫硬痛症狀，「因濕而瘀」，濕瘀之邪互結於經絡血脈中與皮膚腠理間，影響皮膚的正常代謝作用，從而形成「濕瘀阻皮」皮膚病的病因病機特徵。由外窺內，通過皮膚病證候而可窺見人體的心、肝、肺、脾、腎各臟腑的內在功能失調狀況。中醫認為脾主肌肉，肺主皮毛，脾胃乃化生氣血後天之本，脾胃功能失調可以引起皮膚病變。

根據筆者臨床經驗觀察，「因濕致瘀」及「濕瘀阻皮」理論與嶺南皮膚病的形成發展機理可以基本概括成：外濕 - 濕度高＋氣溫高（環境氣候）及內濕 - 脾虛生濕／濕熱蘊結（遺傳＋體質）→ 濕熱蘊脾＋痰濕阻肺 → 肝膽濕熱＋肝鬱氣滯＋心火亢盛（木火刑金）→ 氣滯血瘀 → 濕瘀互結 → 阻礙經絡血脈＋皮毛腠理不通 → 皮膚代謝功能失調 → 皮膚病變＋紅腫熱痛＋濕癢瘀結（土虛金弱）。

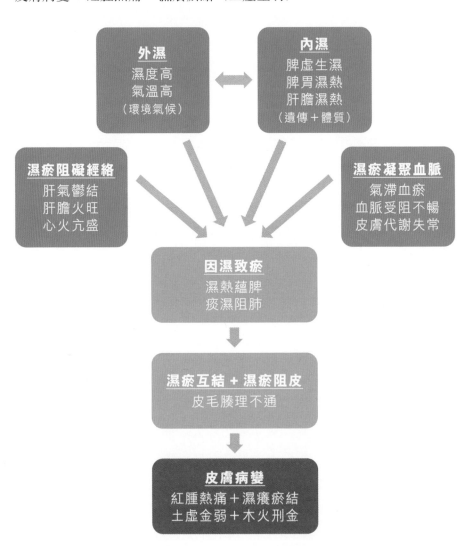

「因濕致瘀」理論與中醫皮膚病形成機理

／「濕瘀互結」導致頑固性皮膚病

中醫學認為人與大自然息息相關，疾病的發生與地理環境、氣候、生活習慣的關係密切。嶺南屬亞熱帶氣候，受地理環境、海洋性氣候的影響，全年平均濕度大，溫度高，當地飲食習慣偏於生冷涼潤，故濕病在嶺南地區屬於常見多發病。外濕和內濕相互作用而漸進成瘀，是慢性皮膚病發生的重要致病因素。

嶺南地區長期處於濕度高、氣溫高的外在環境，人們喜歡喝冷飲和長期享用空調；再加上晚睡，喜歡吃宵夜甜品或燒烤煎炸食物。風、濕、熱等外邪加上脾胃痰濕內生，過服寒涼藥物等等，虛實夾雜，脾土刑剋肺金，脾胃的損傷容易造成皮膚與腸胃功能受損，形成「皮腸同病」。濕本為陰邪，因虛而濕、濕久化熱；因濕而成瘀，因瘀而患病，是嶺南地區皮膚病的基本病理變化。因此，針對某地區的獨特外環境和生活習慣，發揮中醫藥治病「因時制宜、因地制宜」的辨證論治理論，靈活使用具有嶺南特色的祛濕、化濕藥物，例如雞蛋花、木棉花、布渣葉等。尤其嶺南藥多用花草，祛濕而不傷正氣，配合活血祛瘀、疏肝解鬱的玫瑰花、合歡皮、廣佛手、王不留行和鬱金等藥物，濕邪化則瘀血散，效應立竿見影，可以大大增強整個皮膚病的療效。

／皮膚病多伴濕熱兼瘀血症狀

簡單而言，「因濕致瘀」與「濕瘀阻皮」在嶺南地區，貫穿整個皮膚病的慢性進展過程，尤其是頑固性、難治性的皮膚病，其病變過程屬於本虛標實，臨床上多表現出虛實夾雜症狀。筆者發現皮膚病患者多伴有三高症（高血脂、高血壓與高血糖等），而皮膚病患者多伴有皮膚紅腫熱痛、硬塊、結節、斑疹等濕熱兼瘀血症狀。因濕致瘀的主要病理環節是「濕」，「瘀」則是濕的演變，濕證患者早期未必出現瘀血外象，但已有瘀血微觀病理變化，當濕濁鬱阻到一定程度才會出現瘀血外象，進而形成濕瘀互患的特徵。

「濕」的特徵：

　　濕性重濁是濕病診斷的重要指徵之一。濕為陰邪，易傷陽氣。「重」指沉重或重着，症狀表現為頭重如裹、周身困重、四肢沉重懶動、精神不振、嗜睡。「濁」即穢濁，指物質穢濁黏膩不清，症狀表現為面油多、面色晦暗、大便溏或黏膩、小便渾濁、或婦女白帶增多、濕疹浸淫流水、舌苔膩濁。而厚膩苔是判斷濕病的最重要症狀。

「瘀」的特徵：

　　臨床常見症狀有肌膚或肢體的麻木不仁，或屈伸不利；或局部的刺痛，痛有定處；靜脈曲張；皮膚硬結囊腫、皮膚斑塊、色素沉着、皮疹疼痛；唇色或舌質淡暗、紫暗或瘀點瘀斑，脈澀。

／ 嶺南皮膚病「濕瘀證」的遣方用藥

1. **益氣健脾以化濕** —— 脾胃失於健運，水穀不能化生精微導致氣血虛弱；是脾胃不能運化水濕導致痰濕內生。可用四君子湯加雞蛋花、土茵陳、枳殼、布渣葉等治療，此法可收「濕去瘀亦消」的效果。
2. **疏肝理氣以化濕** —— 肝鬱易乘脾，使脾失健運，水濕內停，聚而成痰濕瘀阻脈絡，發為濕瘀互結型皮膚病。治宜疏肝理氣、和胃以化濕。
3. **溫補腎陽以化濕** —— 根據張景岳的「培補脾腎，以決生痰之源」理論，宜化痰利水、散寒溫陽。由於皮膚病臨床病因病機複雜多變，對於病程較長、年事較高的老年患者，腎氣漸衰，往往存在腎陽虛，可適量使用溫陽補脾腎的藥物以增療效。
4. **治濕化痰兼活血** —— 頑固又難治的皮膚病，治痰濕兼以活血化瘀，使頑疾得到有效控制或改善。痰濕和血瘀同為病理產物，又是致病因素，兩邪往往交織難分，相兼不離，即所謂的「濕瘀交纏，互為因果」。

3.4 濕熱型皮膚病

「六氣之中，濕熱為重，十居八九。」（元‧朱丹溪《格致餘論》）氣候因素屬外界病因，主要體現為六淫[2]。在嶺南地區的環境下呈現不同偏重，而南方以「濕」與「熱」偏重，長期存在，累積成邪。

/ 病因與病機

濕熱邪氣是皮膚病中較為常見的致病因素，其發病與皮膚生理特徵有關。皮膚一方面肩負着護衛人體的重責，防禦外邪侵襲；另一方面，皮膚通過汗孔開閉，對人體的水液代謝平衡中起着重要作用。因此，無論是外來濕熱邪氣侵襲，還是人體的水液輸佈失調都容易引起皮膚濕熱病。臨床上，皮膚病多因飲食習慣不良，損傷脾胃，臟腑功能薄弱，聚濕蘊熱，加之外受濕熱之邪，內外相引，病邪積聚於肌膚所致。

/ 濕熱外邪最先累及肺及脾胃

肺：肺主皮毛，輸佈衞氣和津液。溫熱病邪侵襲人體，肺衞受之；若兼濕邪，濕久化熱，也能阻礙肺氣輸佈，人體免疫功能續而作出抵抗，故發生各種免疫反應及過敏性皮膚病，如蕁麻疹、過敏性皮炎等。

脾：脾主運化，若濕氣困脾，濕濁影響運化，則發生皮膚滲液、糜爛及水泡等病理變化。濕邪鬱久化熱，或濕熱互結，煉液成痰，痰瘀互結，皮腸同病，則可形成皮膚膿皰、結節、囊腫、硬塊等問題。

---

[2] 所謂六淫，是風、寒、暑、濕、燥、火六種外感病邪的統稱。

/ 症狀及診斷

辨癢診皮膚：

　　濕重者，人體上中下焦皮疹多以丘皰疹、水泡、糜爛、黃痂為主。例如下焦濕熱以下身、下肢、男女陰部和趾縫處出現病徵，患者有痕癢及滲液。如兼熱邪，則皮膚可出現紅腫熱痛等炎症反應。

　　熱重者，皮疹以紅色丘疹、紅斑為主，初呈播散性分佈，部分融合成片。患者自覺灼熱刺癢，狀如針刺，搔破滲血，結有血痂；甚者可化腐釀膿，形成瘡腫。

從皮損情況診皮膚：

- **斑疹：**皮膚出現局部色素改變，皮疹較為平坦，不突起；紅斑壓之退色，熱分偏重；壓之不退，為濕瘀偏重。
- **丘疹：**皮膚出現局部隆起皮面的實質性損害；色紅者多屬血熱，滲水者為濕熱。
- **水皰或大皰：**皮膚出現局部含液體的隆起皰狀損害，內含血液或淋巴液，皰壁薄而易破。小皰由火邪入肺伏結，膿皰由熱勝成毒，深陷性水皰由脾濕不化而成。
- **鱗屑：**患者皮膚出現乾性及油膩性皮屑。油膩性皮屑多為濕熱蘊結所致，乾性皮屑則為陰虛津少所致。
- **痂：**患者皮膚的痂由皰液乾結而成。濕熱俱盛者，痂色橘黃。

詩博士醫話

【濕與熱作用於人體及其生理變化】

濕度：相對濕度對人體的熱平衡和溫熱感影響很大。例如相對濕度 30% 時，人體散熱量較相對濕度 80% 時為多；如相對濕度超過 80%，人體皮膚溫度會比低溫時稍高。在高溫並且相對濕度過高時，就會妨礙汗液的蒸發，使汗液大滴落下，破壞人體的熱平衡。

氣溫：高溫環境下，人體通過蒸發來散熱，因大量出汗同時，周圍末梢血管擴張，加重心臟負擔。高溫還會影響高級神經活動的某些功能，如注意力、精確性和反應速度減低。氣溫對消化液的分泌與腸胃機能有明顯影響，高溫能抑制胃的運動機能，降低人的消化功能，使人食慾減退。

換言之，人體在高溫及濕度高的環境下，氣血精津的消耗較大，脾胃功能薄弱，除了濕熱的情況外，還令人傷陰耗氣，造成「氣陰兩虛」的情況。故南方人的體質多「本虛標實」，很多人大熱天氣仍然出現手腳冰冷的情況，此是醫者治濕熱病之難處也。

【忌口可減濕熱之邪為患】

要避免濕邪和熱邪侵害，應少吃煎炸肥甘厚膩、寒涼生冷食品（包括藥品），少喝酒，少長時間留在空調房間，還要有適當運動助消化。

第四章

頭面損容性皮膚病

狹義上，損容性皮膚病是指出現在頭面部而影響容貌健美的皮膚病；廣義上，任何出現於完整肌膚上的皮膚病都可為損容性皮膚病。筆者將於這個章節與大家分享，一些日常耳熟能詳的頭面部皮膚病。

4.1 痤瘡（粉刺）

/ 痤瘡不只是青春痘

痤瘡（Acne）俗稱「暗瘡」、「粉刺」等，是毛囊皮脂腺的慢性炎症，一般好發於 15-30 歲的青年男女，所以又被稱為「青春痘」。痤瘡多發於顏面、胸背處，初起多為細小的丘疹和膿瘡，嚴重時甚至伴有結節、囊腫、疤痕。不少女性在月經前後病情加重，即使過了 30 歲，臉上的痤瘡仍可層出不窮。資料顯示近年女性遲發型成年痤瘡情況嚴重，可能與事業女性增多，精神緊張、內分泌失常和月經失調有關。

西醫西藥治療痤瘡

現代醫學認為，人體內雄激素分泌增加，皮脂腺發育旺盛，使皮脂腺毛囊管壁出現角化，堵塞毛孔而形成痤瘡。目前西醫治療痤瘡多採用抗生素、維生素、抗雄性激素、維A酸類（Tretinoin）等藥物，雖可暫時控制症狀，但停藥後容易復發，副作用很多，例如維A酸類可引起畸胎，長期使用激素可導致激素依賴性皮炎，抗生素可引起腸胃道菌群失調等等。都市人生活節奏緊湊，多數患者在西藥治療期間，缺乏休息及運動，加上飲食不節，而身體無法負荷西藥帶來的副作用，繼而造成臟腑功能失調，免疫系統功能低下，對健康構成重大危害。

中醫角度了解「肺風粉刺」

本病屬中醫學中「肺風粉刺」範疇，最早的記載見於《黃帝內經》。到了清代，《醫宗金鑒》對痤瘡的症狀、病因作了更為全面的論述：「此證由肺經血熱而成。每發於面鼻，起碎疙瘩，⋯⋯色赤腫痛，破出白粉汁⋯⋯」痤瘡多發於頭面部及胸背部，頭面部為諸陽之匯，背為陽，督脈循行之處，陽氣匯聚，因此痤瘡多因陽熱偏勝所致。近代以嶺南皮膚病國醫大師禤國維教授等發現肝腎虧虛，陰津不足，造成陰陽失去平衡而引起相對的陰虛火旺證型的痤瘡和粉刺，突破傳統的以清肺熱為主的治療痤瘡方法。

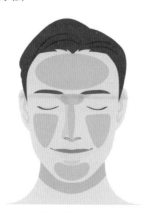

痤瘡多發於頭面部

/ 病因與病位

痤瘡雖多發於面部，但其病位與肺、心、肝、脾胃等臟腑均有密切關係。主要是由於：

1. 肺主皮毛，復感外邪，風熱鬱肺，則發痤瘡；
2. 心屬火，火熱炎上，心火上炎頭面，亦可發痤瘡；
3. 情志失調，肝鬱氣滯，氣鬱化火上犯顏面，而成痤瘡；
4. 過食肥甘，損傷脾胃，運化失常，痰濕內生，濕鬱化熱，或痰瘀凝滯皆可致痤瘡。

/ 中醫藥治療痤瘡成效

根據本病的臨床研究發現，痤瘡患者體內微量元素代謝均呈紊亂現象，而且患者的血黏度較正常人為高，皮脂腺分泌旺盛，這與中醫認為脾虛濕重、陰虛火旺、血瘀致病之理論頗為吻合。

隨着現代生活水平提高，大眾對健康和美麗的追求幾乎劃上等號，應用中醫中藥治療痤瘡越來越普及，中醫藥療法的專業和安全性更受到醫學界的高度重視。早在 80 年代，中醫治療痤瘡的臨床資料大量湧現，通過臨床實踐，針對患者的病因、病機，除沿用傳統辨證分型進行論治外，更強調內治與外治並重，即藥物治療與針灸或中藥外治雙管齊下，痊癒率可高達 90%。

/ 辨證分型與治法

痤瘡的成因複雜，主要根據發病時間的長短和皮疹形態等表現的不同，一般可分為陰虛內熱、瘀熱痰結和沖任不調 3 個證型進行治療。其中陰虛內熱是痤瘡的基本證型，瘀熱痰結，沖任不調均是由陰虛內熱證演變而成。治療方法以滋陰清熱、涼血解毒、化痰祛濕、調理沖任為主，再配合臨床證候加減治療。

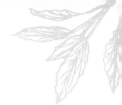

一、陰虛內熱型

症狀：痤瘡以紅色或皮色粉刺丘疹為主，伴有小膿皰、小結節。伴口乾，心煩，失眠多夢，大便乾結，小便短赤。舌紅，少苔或薄黃苔，脈數或細數。

治法：滋陰清熱，祛濕散結。

二、瘀熱痰結型

症狀：丘疹以紅色或暗紅色結節，囊腫，疤痕為主，伴有小膿瘡、粉刺、色素沉澱。伴見舌紅或暗紅有瘀點，苔薄黃，脈弦滑或細弦。

治法：活血祛瘀，祛濕散結。

三、沖任不調型

症狀：痤瘡以月經前加重，經後減輕，伴見月經不調，經前心煩易怒、乳房脹痛不適。舌紅，苔薄黃，脈弦細數。

治法：疏肝清熱，調理沖任。

/ 患者的日常調養與飲食

俗話說「三分醫、七分養」，患者在治療期間，除適當忌口外，可加上食療輔助，加快療效。日常飲食方面，忌煙、酒、辛辣煎炸食物，減少高糖分和高油脂類食物的攝入，保持正常作息及大小便通暢。每日要飲用足量的水，確保身體正常的新陳代謝，促進廢物通過尿液、汗液和皮脂腺排泄。應注意飲食清淡，增加進食粗纖維食物，以及含有豐富維生素 B 群的深綠色蔬菜、水果等，可以參與糖和脂肪代謝，從而起到調節皮脂腺分泌的作用。保持充足睡眠，適當運動，避免情緒緊張，保持心情樂觀愉快，可預防痤瘡的發生，加速痤瘡的痊癒。

詩博士醫話

【熟齡女性痤瘡與月經及情緒有關】

女性月經週期前，因內分泌變化，容易出現心情煩躁，情緒激動，導致睡眠欠佳；有些女士則會食慾大增，嗜甜品零食，於是容易出現痤瘡。月經前可適量運用中藥調理，以減少痤瘡的發生，加快痘印的消退。月經前後保持情緒樂觀平和，有助預防成年人痤瘡。

【針灸改善暗瘡印及凹凸洞】

痤瘡的治療及康復期間，切忌「多手」！患者應克服用手「亂擠亂壓」粉刺的不良習慣，亂擠壓可導致暗瘡痊癒後，有機會留下暗瘡印、疤痕、凹凸洞、毛孔粗大等棘手問題。由於長期用手擠壓暗瘡患處，導致真皮層受損，受損部位的表皮不能再生，由真皮纖維細胞，膠原以及增生的血管所取代，而出現疤痕或凹凸洞；加上發炎後色素沉澱，形成暗瘡印。這些問題甚至比痤瘡更頑固，更難痊癒。故中醫治療本病取用內服外治，也可利用針灸刺激穴位，加速新陳代謝，改善面部的血液循環，有效加快患處復原。

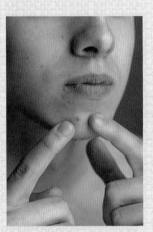

用手擠壓暗瘡可使真皮層受損，形成暗瘡印

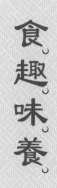

食趣味養

三花雙葉消痤茶

材料

金銀花 5 克、杭菊花 5 克、玫瑰花 5 克、枇杷葉 5 克、桑葉 5 克、丹參 10 克、甘草 3 克。

做法

將所有材料稍用清水沖洗，全部放入杯內，加入適量熱開水浸泡 15-20 分鐘，隔渣後飲用。(可待放涼後冷敷臉面局部皮膚，有消炎退紅，減少油脂作用。)

功效

清熱祛濕，涼血解鬱，清肺祛油。

百合綠豆清肺湯

材料

百合 10 克、南杏 10 克、北杏 10 克、薏苡仁 30 克、綠豆 30 克、陳皮 1/3 個、冰糖適量。

做法

將所有材料洗淨，放入煲內，加入適量清水，大火煮開後轉中 / 慢火約 1 小時，加入冰糖調味即可食用。

功效

清熱潤肺，利濕排膿。

蒲公英丹參飲

材料

蒲公英 12 克、丹參 12 克、連翹 12 克、生地黃 6 克、甘草 3 克。

做法

將所有材料洗淨，放入煲內，加入適量清水，大火煮開後，轉中 / 慢火繼續煎煮約 45 分鐘，隔渣後飲用。一日分數次飲用。

功效

清熱解毒，軟堅散結，活血退印。

4.2 玫瑰痤瘡（酒渣鼻）

中西醫曾共用的診斷「酒渣鼻」，如今叫「玫瑰痤瘡」。玫瑰痤瘡（Rosacea）是一種以鼻部為中心，顏面中部發生瀰漫性潮紅，伴發丘疹、膿皰和毛細血管擴張為特徵的皮膚病。由於紅斑以「玫瑰色」為主，故命名「玫瑰痤瘡」，是一個典型的讓無數女性「憂心如焚」的損容性皮膚疾病。

/ 常被誤診為痤瘡的『玫瑰痤瘡』

由於玫瑰痤瘡好發於中年和青年之間，而且初期皮損與痤瘡相似，故兩者常被混淆。兩者病理截然不同：痤瘡是由毛囊角化異常、皮脂分泌增多和毛囊內細菌互相影響所導致；而玫瑰痤瘡是因皮膚血管運動神經功能失調引起毛細血管擴張和皮脂腺增生。皮損方面，痤瘡主要表現為粉刺和炎性丘疹；而玫瑰痤瘡是以顏面中部發生瀰漫性潮紅，伴發丘疹、膿皰和毛細血管擴張。

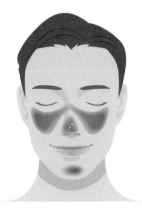

玫瑰痤瘡

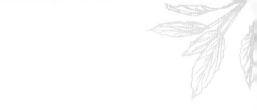

/ 玫瑰痤瘡病因不明

現代醫學對玫瑰痤瘡成因目前仍不明，認為與荷爾蒙紊亂、遺傳、不良飲食習慣、高溫及寒冷刺激、顏面血管運動神經失調、腸胃功能紊亂、內分泌失調、毛囊蠕形蟎感染，或濫用護膚品和化妝品等有關。西藥治療主要有消炎藥膏，服用含四環素或抗生素。嚴重時採用激光或集束光（彩光）治療，療效因病情而異，往往停止治療後又容易復發。

/ 「酒」渣鼻因為飲酒多？

古代中醫學認為本病與飲酒有一定程度上關係，故稱「酒渣鼻」。《諸病源候論》記載：「此由飲酒，熱勢沖面，而遇風冷之氣相搏而生，故令鼻面生皶，赤皰匝匝然也。」認為本病多因飲酒，酒氣薰蒸，生熱化火，肺胃積熱上蒸，復遇風寒外束，血瘀凝結而成。然而，隨着醫學進步，發現酒渣鼻的患者以女性佔大部分，而其中也有人滴酒不沾。除了乙醇，亦有很多情況可導致面部血管擴張，故後期本病亦改名玫瑰痤瘡。

雖然玫瑰痤瘡的病因未明，但總結而言，中醫學認為肺主皮毛（皮膚），當肺金受到脾臟之熱影響，而脾是生痰之源，日久釀成肺胃蘊熱兼脾胃濕熱的體質，而熱邪往往有着上炎的特性，令面部皮膚的血絡受熱邪煎熬，逼熱妄行於面部陽經所致。

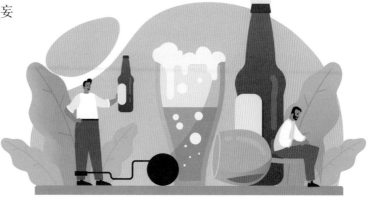

「酒渣鼻」未必一定與飲酒量有關

玫瑰痤瘡臨床分三期

病情	分期	表現
較輕	紅斑期	鼻及鼻周以面中部為主出現暫時性紅斑；在進食辛辣發物、氣溫驟變而發作，並逐漸出現局部毛細血管擴張。
中度	丘疹期	面部中央持續性紅斑及毛細血管擴張；反覆出現丘疹及膿皰，但沒有粉刺形成。
嚴重	鼻贅期	長期充血、反覆感染，鼻部結締組織增生，皮脂腺增生肥大，形成大小不等的隆起性結節，畸形如贅生物，表面可以見到明顯擴張的毛囊口，可擠白色皮脂物。

/ 辨證分型與治法

一、肺胃積熱夾濕型

症狀：紅斑多發於鼻尖或兩翼，在紅斑上出現痤瘡樣丘疹、膿瘡，壓之退色。飲食不節，常嗜酒，便秘，口乾口渴。舌紅，苔薄黃，脈弦滑。

治法：清瀉肺胃積熱。

二、熱毒蘊膚型

症狀：毛細血管擴張明顯，局部灼熱，口乾。舌紅絳，苔黃。

治法：涼血清熱，化濕解毒。

三、氣滯血瘀型

症狀：鼻部結締組織增生，呈結節狀，毛孔擴大。舌略紅，脈沉緩。

治法：活血化瘀，行氣散結。

患者的日常調養與飲食

在美容產品百花齊放的世界，患者或消費者常常被誤導，長時間使用美妝產品或過度使用護膚品，令化學品中的有害物質危害肌膚，使表皮氣血運行不暢，漸漸形成瘀血，影響皮膚循環及健康。患者應聽從醫生建議，盡量避免化妝，更不能盲目使用防曬產品，適當使用溫和護膚產品清潔皮膚。

本病一般療程較長，容易復發，故改善生活及飲食習慣是本病成功康復的重點。如果平日嗜酒、辛辣、肥甘厚膩等刺激性高又難消化的食物，容易造成脾胃積熱。患者應飲食清淡，選擇一些性質平和容易消化的食物，以食療養生，並保持大便暢通，才是有效預防和加快康復的捷徑。

 詩博士醫話

【肺胃濕熱積聚是玫瑰痤瘡元兇！】

雖然說「食得是福」，但多飲酒、嗜吃煎炸辛辣、肥甘厚膩食物確實為人體的腸胃累積的大量的「垃圾」，形成的濕熱毒素進入人體的肺、大腸與腸胃等臟腑內，外透與皮膚。肺開竅於鼻，肺熱熾盛而導致鼻部的紅腫炎症。

【愛美就要忌口和少熬夜】

日常飲食多選時令新鮮蔬菜水果，避免攝入過多容易上火難消化的食物。番茄、黃瓜和雪梨等是天然「抗菌劑」，避免食用過多的牛肉、羊肉、蝦蟹，尤其是發病期。清熱祛濕潤肺的湯水可以常喝。盡量避免熬夜晚睡，皮膚就會靚靚！

清肺利濕美顏飲

材料

蒲公英 12 克、枇杷葉 6 克、土茯苓 15 克、丹參 10 克、玄參 10 克、甘草 3 克

做法

將所有材料洗淨，放入煲內，加適量清水浸泡 15 分鐘；大火煮開後轉小火煎煮 30 分鐘，隔渣後飲用。（也可待放涼後冷敷臉面局部皮膚，有消炎退紅，減少油脂及收毛孔作用。）

功效

清熱利濕，涼血祛油，排毒美肌。

涼血祛濕嫩膚茶

材料

赤芍 10 克、茜草 10 克、牡丹皮 10 克、槐花 10 克、雞蛋花 5 克、木棉花 10 克、白蒺藜 10 克、白鮮皮 10 克

做法

將所有材料洗淨，放入煲內，加適量清水浸泡 15 分鐘；大火煮開後轉小火煎煮 30 分鐘，隔渣後飲用。

功效

涼血清熱，祛濕收油，消炎嫩膚。

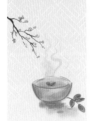

4.3 脂溢性皮炎（面油風）

　　每逢夏季，人體皮脂分泌較旺盛，或多或少會有皮膚出油的問題。若然面部油脂問題難以控制，或伴有泛紅及痕癢，可能是患上脂溢性皮炎（Seborrheic Dermatitis）。它長在頭上還好，可惜偏偏這病喜歡長在臉上，有的形似痤瘡，還發癢，用手一抓，流油流膿，還會留下「坑坑窪窪」印，有如月球表面，堪比毀容。

/ 脂溢性皮炎主要症狀

　　現代醫學指發生在脂溢腺部位上的皮膚炎症，凡是皮脂腺數量多或大汗腺豐富的部位都屬於脂溢部，多發於頭面部，也可發作於胸背部、腋下和腹股溝等處。主要表現為面或頭部等皮脂腺分佈的部位出現紅斑，大小不一，邊界明顯，邊緣不整齊，表面附有油膩性鱗屑或痂皮，常伴有不同程度痕癢，通常多從頭部開始，逐漸向下發展至其他部位。

/ 高糖高脂飲食誘發脂溢性皮炎？

　　現代醫學對本病病因目前還不是十分清楚，認為可能與感染、遺傳、免疫功能、內分泌、精神壓力和環境因素有關。西藥治療多處方激素、四環素、複合維生素 B 等，但效果不理想，並容易反覆發作。

近年，有研究指出，本病其實和人體血糖、血脂代謝異常有關，臨床患者多伴不同程度的「三高症」（高血糖、高血脂、高血壓），也稱為「代謝綜合症」（Metabolic Syndrome），屬於現代生活常見的都市病。患者不一定過量進食糖類、高脂食物，但他們的體質對於代謝血脂血糖異於常人；亦有研究指，本病與內分泌失調有關。

/ 中醫對脂溢性皮炎病因病機分析

中醫學稱發於頭部為「白屑風」，發於面部為「面油風」，發於胸脅之間為「鈕扣風」。《醫宗金鑒》記載：「此證初生髮內，延及面目……日久飛起白屑，脫去又生。由肌熱當風，風邪侵入毛孔，鬱久燥血，肌膚失養，化成燥證也。」內因方面，由於飲食不節，風邪外襲，濕熱內蘊或陰虛內熱，肝腎虧損所致；過食油膩、辛辣、酒類等，致腸胃運化失常，水濕內停，積濕生熱，濕熱蘊積皮膚而糜爛。外因方面，感受風熱外邪，使之血熱風燥；風為陽邪，久鬱不散，導致陰血暗傷，肌膚失其涵養，則鬱而生風化燥。

/ 辨證分型與治法

一、濕熱蘊蒸型

症狀：頭面、胸背及腋窩等處見大片紅斑、黃紅斑，覆有較多油膩性鱗屑，或少量滲出後痂結成黃色厚痂皮，瘙癢，伴有咽乾、口不渴、納差、便溏。舌質紅，苔黃膩，脈弦滑。

治法：清熱利濕。

二、血熱風盛型

症狀：頭皮、額面等處可見淺紅斑或黃紅斑，散在少量紅丘疹，覆有灰白色糠皮狀鱗屑。皮膚粗糙，自覺輕度瘙癢。舌質紅，苔薄，脈數。

治法：涼血清熱，消風止癢。

/ 患者的日常調養與飲食

　　患者在日常切忌用熱水及肥皂清洗。由於急性期皮炎的毛細血管擴張，會有不同程度的紅腫、丘疹，用熱水清洗會使紅腫加重，滲透液增多；亦忌用肥皂洗澡，特別是鹼性大的肥皂對皮膚構成化學性刺激，皆會令病情加重。患者並盡量不要搔抓患處，以免引起感染。

　　飲食方面，忌煙、酒，刺激性食物如辣椒、濃茶、咖啡等；限制脂肪性及糖類飲食，多食蔬果，保持大便通暢。本病病程較長，易反覆，患者若能保持樂觀心理，配合醫生耐心治療，可幫助康復速度。

 # 詩博士醫話

【脂溢性皮炎的「連鎖反應」】

　　脂溢性皮炎除面部多油脂，也容易出現頭皮油脂多而造成脂溢性脫髮！皮膚油脂分泌多→皮膚毛孔大→油脂阻塞毛孔→細菌滋生→皮膚炎症／脫髮。

【提防「激素面」】

　　資訊爆炸的時代下，商家不斷利用洗腦式的廣告吹噓產品功能，不少宣稱有速效美白、嫩膚、緊緻、抗衰老等功效的面膜蜂擁推出市面。近年有不法商人在面膜裏添加糖皮質激素。糖皮質激素是一種臨床藥物，俗稱「皮膚鴉片」，有消炎、抗過敏的良好療效，在皮膚科廣泛用於治療皮炎、濕疹等疾病。但必須在醫生的嚴格指導下使用，濫用糖皮質激素會引致嚴重的毒副作用。即使一般比較安全的面膜，亦不適合長期使用，當中或含有少量的微量重金屬、防腐劑、激素等等，很容易變成由激素依賴性皮炎引起的「激素面」！

清熱祛脂桑菊飲

材料

桑葉 10 克、杭菊花 10 克、雞蛋花 10 克、金銀花 10 克、丹參 10 克、槐花 10 克、白蒺藜 5 克、白鮮皮 10 克。

做法

將所有材料洗淨放入煲內，加適量清水浸泡 15 分鐘，以大火煮開後轉小火煎煮 30 分鐘，隔渣後飲用。（可待放涼後冷敷臉面局部皮膚，有消炎退紅，減少油脂收毛孔作用。）

功效

清熱涼血，祛脂利濕，祛風止癢。

涼血利濕茅根湯

材料

丹參 12 克、赤芍 10 克、玄參 10 克、乾白茅根 5 克（鮮品 30 克）、土茯苓 15 克、白蒺藜 10 克、雞蛋花 10 克、燈心草 5 克。

做法

將所有材料洗淨放入煲內，加適量清水浸泡 15 分鐘，以大火煮開後轉小火煎煮 30 分鐘，隔渣後飲用。

功效

清熱涼血，利濕止癢。

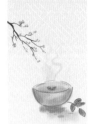

4.4 黃褐斑（黧黑斑）

黃褐斑（Chloasma）俗稱「肝斑」，亦有大約 1/4 女性患者是懷孕時開始出黃褐斑，所以肝斑又被稱為「孕斑」。人到中年萬事忙，現代女性多身兼家庭和事業，有成果就需要付出代價，而這個代價往往寫在臉上，尤其是面部出現局限性淡褐色或褐色皮膚改變，美麗和健康急轉直下。

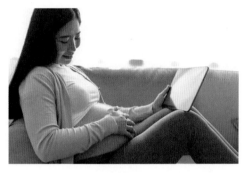

約有 1/4 女性患者是懷孕時開始出黃褐斑

/ 如何診斷黃褐斑？

黃褐斑好發於 25-50 歲的婦女，為面部的黃褐色色素沉着，是一種色素沉積的皮膚疾病。本病一般不痛不癢，皮損以對稱蝶形淡褐色分佈於顴頰部，表面平坦，也可佈於眼周、前額、上唇和鼻部，以不規則性狀、兩邊對稱的灰褐色到黃褐色的斑點。

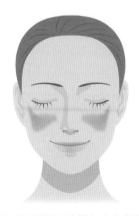

黃褐斑以對稱蝶形淡褐色分佈於顴頰部

/ 黃褐斑無藥可治？

排除藥物性（如避孕藥）引起的黃褐斑，現代醫學對本病的病因仍不明確，目前主要認為基因、紫外線照射、女性賀爾蒙變化都有密切的關係，並觀察到患有女性器官性疾病、月經不調、更年期綜合症者較易患上黃褐斑。目前，西醫學未有針對性的內服藥物治療，多採用外科鐳射或強脈衝光治療祛斑，但復發率甚高。

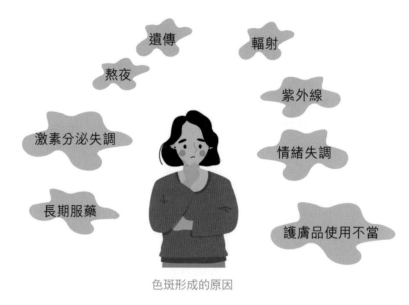

遺傳

輻射

熬夜

紫外線

激素分泌失調

情緒失調

長期服藥

護膚品使用不當

色斑形成的原因

/ 中醫學對黃褐斑的認識

本病屬中醫學中「黧黑斑」、「面塵」範疇。《醫宗金鑒》記載：「憂思抑鬱，血弱不華，火燥結滯而生於面上，婦女多有之。」本病的發生與肝、脾、腎關係密切。肝鬱氣滯，鬱久化熱，灼傷陰血，致使顏面氣血失和而發病；或脾虛生濕，濕熱蘊結，上蒸於面；或腎水不足，精血虧虛，不能上榮於面。五臟六腑十二經血，皆上於面，臟腑失調至氣血不和，引致病理產物（瘀、痰等）積滯皮下，皮膚失養，色素沉着而發為黑斑，所謂「無瘀不成斑」。治療方向以活血祛瘀為標，調理臟腑為本。

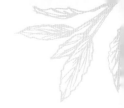

/ 辨證分型與治法

一、肝鬱氣滯型

症狀： 面部見淺褐色或深褐色斑片，邊界清晰，分佈於兩頰、眼周；另有月經不調，胸脅悶脹，煩躁。舌質紅，苔薄白，脈弦。

治法： 疏肝解鬱，活血消斑。

二、脾虛血弱型

症狀： 面部見淡褐色或灰褐色斑片，邊界不清，分佈於前額、嘴邊；疲倦乏神，食少納呆，脘冷腹脹。舌質淡，苔白膩，脈沉細。

治法： 健脾益氣，養血祛斑。

三、腎水不足型

症狀： 斑片呈黑褐色，大小不等，形狀對稱，邊界清晰；女子經少，男子遺精；腰痠，眩暈，耳鳴，失眠。舌質紅，苔乾或苔少，脈沉細。

治法： 滋陰補腎，祛風化斑。

/ 患者的日常調養與飲食

作為一個「有面子」的女人，即使是醫生處方的外用藥膏，不論中醫或西醫，應事先了解其成分及效用。不當使用化妝品或護膚品，可加速色斑出現及其他皮膚問題，適得其反。由於日曬與本病情加重有一定關係，故應注意防曬，並避免熬夜。要改善色斑問題。除了及早就醫，對症用藥外，患者應時常保持心境開朗，調節情志，在飲食上多下點功夫，遵循中醫「內調外養」的養生理念，配合中藥外用面膜，才能從根本原因與「斑斑」說再見！

詩博士醫話

【黃褐斑與情緒欠佳關係密切】

　　尤其中年女性更年期前後，最容易臉上長斑斑！半生的勞碌，終於熬到孩子長大，得來的是皺紋和又黑又難看的黃褐斑，好不氣死人！記着必須看得開，想得通，放得下，活得好！身體是自己的，要保住一張白滑的臉，是對自己的獎品！

【適當穴位按摩和運動防黃褐斑】

　　平常以打圈手法按摩雙頰、前額，並針對黃褐斑位置（阿是穴）加以按壓，可以促進血液循環。另外配合按摩三陰交、血海、曲池、足三里等身體穴位，可以有健脾益氣，活血化瘀，調補肝腎的作用。面部是陽經所過之處，多按摩面部可防黃褐斑。平時多走動，保持適量運動，促進身體的血液循環，可預防和減少黃褐斑。

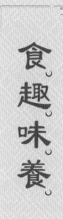

金針雲耳烏雞湯

材料

金針菜 10 克、雲耳（黑木耳）10 克、香附 5 克、白芍 10 克、枸杞子 10 克、紅棗 5 粒、烏雞 1 隻、糯米酒 2 湯匙、生薑片適量、鹽適量。

做法

1. 金針菜及雲耳浸洗乾淨，去蒂；紅棗去核。
2. 烏雞斬成大塊，飛水後洗淨。
3. 熱鍋加油及生薑片，爆炒雞塊、金針菜和雲耳，加入其他材料（酒除外）及適量清水，煮約 30 分鐘後，放入糯米酒，再煮 5 分鐘，熄火，加鹽調味即可食用。

功效：疏肝解鬱，活血消斑。

安神甘麥大棗湯

材料

甘草 5 克、小麥 30 克、大棗或南棗（去核）5 粒、玫瑰花 5 克、茯神 15 克、紅糖適量。

做法

以上材料洗淨後加入適量水同煎約 1 小時。隔渣，加入紅糖調味即可。

功效：養心安神，和中緩急，疏肝消斑。

女貞桑寄生蛋茶

材料

女貞子 12 克、桑寄生 15 克、丹參 10 克、桑椹 10 克、紅棗（去核）3 粒、雞蛋 1 至 2 隻、紅糖適量。

做法

將上述材料洗乾淨，藥材用濾袋包好放入煲內，加入清水適量，大火煮開後轉小火煲 1 小時，取出藥包打入窩蛋，加紅糖調味即可食用。

功效：滋陰養血，調補肝腎，散瘀消斑。

4.5 雀斑

近年，日韓流行「雀斑妝」，明明白白滑滑的女孩子反而用化妝技巧，在自己的臉上畫上雀斑，真令人費解。很多皮膚白的人臉上都會有雀斑，小時候覺得很可愛，長大以後卻恨不得它消失。

/ 先天性（遺傳性）與後天性雀斑

雀斑（Freckle）是年輕人最常長的斑點之一。常在 5 歲左右出現，隨着年齡增長，數目增多，至青春期達到高峰，到老年又逐漸減少。部分「先天性雀斑」與基因有直接關係，現代醫學稱為常見的染色體顯性遺傳病，此類屬「遺傳性雀斑」。另一部分「後天性雀斑」，多與日曬有關。這種雀斑的發展常與日曬有關，因此色素斑點僅限於暴露部位。歐美一些白人婦女，經常喜歡在陽光下曝曬，在肩背及上肢等部位會出現大片雀斑。另外少部分雀斑因為內分泌失調的問題。

/ 雀斑的症狀

患者以女性居多。斑點多數出現在顏面部，尤以鼻樑部及眼眶下為多，對稱分佈。斑點呈淺褐色、暗褐色或淡黑色，如針尖至粟粒大小，圓形或橢圓形，表面平滑，散佈或密集，互不融合，無自覺症狀，不痛不癢。症狀會隨季節變化，夏季斑點數目增多，色加深，暑假過後，相信不少面上有雀斑的朋友都有切身感受。

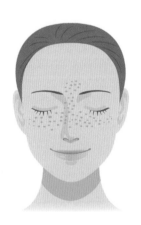

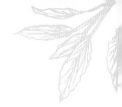

/ 中醫治療雀斑重內治與外治

　　根據雀斑的病因病機，中醫治療原則為：滋陰補腎，祛風散火，涼血活血。在治療方法上應內治外治相結合，內外合治，標本兼顧。中醫治療雀斑除內治法外，還可以加用針刺穴位治療和外敷中藥面膜，或配合面部穴位按摩，效果更好。

/ 辨證分型與治法

一、腎水不足型

症狀：多有家族史，自幼發病，皮損色澤淡黑，枯暗無華，以鼻為中心，對稱分佈於鼻額部，無自覺症狀，夏重冬輕。

治法：滋陰補腎，養血祛斑。

二、風邪外搏型

症狀：患者以青年女性為主，皮損呈針尖至粟粒大小的黃褐色或咖啡色斑點，以顏面、前臂、手背等暴露部位為多，夏季或日曬後加劇，無自覺症狀。

治法：祛風散火，涼血活血，清熱祛斑。

/ 患者的日常護養與飲食

　　紫外光是令色斑顏色加深的重要因素，因此要注意防曬，盡量減少受到陽光照射，白天外出時盡量要塗防曬品，去游泳、行山等活動更加要注意避免曝曬，雖然熱也要戴帽和穿長袖衣服。如果雀斑是遺傳性的，女孩子就更加要注意做好防曬。此外，壓力、偏食、睡眠不足等不良習慣也會令黑色素增加，所以要美的話，必須調節好生活節奏。其次，適當做好護膚工作，根據自己的膚質挑選適合的產品，盡量減少化妝次數，讓肌膚毛孔通暢，也會有利於淡化雀斑。

飲食方面，維生素 C 對皮膚美白有一定幫助，長雀斑的朋友可多吃如橙、檸檬、橘子、奇異果、番茄、辣椒等含有大量維生素 C 的食物。

詩博士醫話

【宮廷祛斑妙方——玉容散】

史上將中醫美容推到極致的人是慈禧太后，曾經在清朝宮廷為當時年近 70 的慈禧畫人像的美國女畫家卡爾，將這段經歷記錄在她的《慈禧寫照記》一書中。她描寫慈禧的外貌，「我眼前這位皇太后，乃是一位極美麗極和善的婦人，猜度其年齡，不過四十歲左右……美麗的面容，與其柔嫩修美的手、苗條的身材和烏黑光亮的頭髮，和諧地組合在一起，相得益彰……」據《慈禧光緒醫方選議》記載，慈禧在逐漸步入中年時，面部肌膚開始變得粗糙發黃，而且還長了一大片黃褐斑，於是急召御醫李德昌和王永隆為她診治。兩位御醫經過反覆研究，擬出一個絕世妙方——玉容散，讓慈禧的肌膚恢復白潤光潔。玉容散後來流傳到民間，成為中醫治斑的重要外用藥。

【戶外活動 要做足防曬措施】

為防止雀斑爬上妳的臉，最簡單方法就是防曬功夫要做足！除了適當塗抹針對 UVA/UVB 的臉部防曬產品外，太陽傘、太陽眼鏡必不可少。中午時間太陽最猛烈，特別是夏季，最好先避其鋒，待早上或黃昏才出動吧！

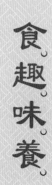

食趣味養

茯苓玫瑰洋參茶

材料
茯苓 10 克、玫瑰花 10 朵、西洋參 5 克。

做法
將所有材料清洗後加入熱開水，放入保溫瓶燜焗 15 分鐘後，可全天代茶飲用。可加熱水再泡。

功效
養陰補氣，疏肝利濕，祛斑美膚。

適用
心煩氣躁，口乾疲倦，面色欠佳或面部有黑斑者。

美白亮顏四神湯

材料
白蓮子（去芯）15 克、芡實 10 克、薏苡仁 20 克、山藥 15 克、茯苓 15 克、百合 15 克、紅豆 15 克、紅棗（去核）5 粒、炒扁豆 15 克。

做法
先將所有材料準備好及清洗乾淨後，放入煲內加入熱水慢火煮 2 小時。可按個人喜好，加入適量冰糖或鹽調味。

功效
健脾美肌，祛濕潤肺，養心補腎。

適用
容易精神欠佳，疲倦乏力及面色暗啞伴黑斑者。

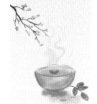

4.6 口周皮炎（口周濕瘡）

數年的新冠疫情，很多俊男美女的美眸之下，最怕就是揭開口罩後，露出一張「爛面和爛口」。本身已經有口周皮炎的患者，天天戴口罩令病情加重，即使用盡很多名貴護膚品和護唇膏，仍然效果欠佳，有口難言。

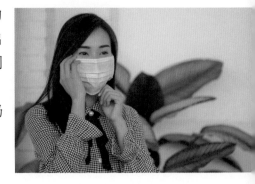

/ 口周皮炎的症狀

口周皮炎（Perioral Dermatitis）好發於 25-45 歲的青中年女性，臨床主要症狀以口周圍皮膚出現紅斑、丘疹、鱗屑的發炎性皮膚病，口唇周圍有一狹窄皮膚不受累；並伴有輕度刺激或燒灼感，有時伴有瘙癢。此病也稱為嘴邊瘡、唇繭、口周酒渣鼻、口周脂溢性皮炎、口周綜合症等。皮損一般持續數年，甚至十幾年。病情可週期性發作，受日光、飲酒、進熱食、寒冷等刺激時可加重。西醫治療口周皮炎一般多採取消炎藥、抗生素等藥物治療，往往只能治標，不能治本，而副作用多，不能長期使用。

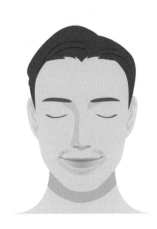

/ 中醫學認為口周皮炎反映脾胃功能

　　本病屬中醫學「口周濕瘡」範疇。中醫認為「有之於內，形之於外」，口周皮炎與脾胃消化系統病變的關係密切。《靈樞‧脈度》說：「脾氣通於口，脾和則口能知五穀矣」。若脾失健運，則可見食慾不振，口淡乏味；脾虛生濕，則可見納呆、口膩、口甜；脾經有熱，則易生瘡、口糜之症。口周皮炎的病因主要是偏食辛辣或油膩之品，致使脾胃濕熱內蘊，循經上擾而成或肺脾內鬱熱邪，復感風邪外襲，阻於肌膚所致。

/ 中醫「內外兼治」口周皮炎安全有效

　　中醫治療口周皮炎採取「內調外養，標本兼治」的治療原則，方劑主要以清熱祛濕，祛風涼血，後期則要健脾滋陰，配合外用中藥製劑（如：診所調配之黃金消炎止癢油）以消炎止癢；加上忌口和針刺穴位等方法，能使口周皮膚恢復健康狀態。

/ 辨證分型與治法

一、脾肺鬱熱型

症狀：口周可見大小不等的紅色丘疹、丘皰疹，甚則還伴有少許膿皰，呈密集分佈，伴有口乾喜飲，大便乾燥。舌質紅，苔少，脈數。

治法：宣肺清脾，涼血止癢。

二、脾胃濕熱燥火型

症狀：口唇四周連續不斷地出現丘疹、膿皰和不易消退的紅斑，糠秕狀鱗屑脫落之後又生。舌質紅，苔薄黃，脈滑數。

治法：清脾瀉火，化濕清熱。

/ 患者的日常調養與飲食

口周皮炎不單純是皮膚的問題，是人體內在臟腑的功能失調，尤其是脾胃，通過皮膚症狀提醒我們應該盡早治療。日常預防方法包括：少吃辛辣刺激，油脂厚膩和甜味食物；多吃纖維豐富的五穀雜糧和新鮮時令蔬菜水果；生活規律，按時作息，避免精神過度緊張；避免日曬，保持大便通暢。

法國諺語説："You Are What You Eat"，吃進去的食物終將變成你／妳現在的模樣。從今天起「管住嘴，邁開腿」是非常有效預防「爛面和爛口」的好方法，做回有「體面」的人！

 # 詩博士醫話

【都是吃出來的禍！】

腸胃開竅於口部，日常飲食過多避免辛辣煎炸食品，容易引致腸胃濕熱蘊結而外發為口周皮炎；應該多吃蔬菜水果、滋潤湯水和天然食材，保持大便暢通。

【口周皮膚要保濕與透氣　口罩不能長戴】

吃飯後或洗臉後，必須盡快塗上護膚產品。而常戴口罩者，更應該在口罩部位塗抹充足的潤膚乳膏，而適當時間應脫下口罩讓皮膚正常呼吸散熱，避免口周皮膚溫度與濕度過高，引起細菌繁殖而出現炎症反應。皮膚要透氣，口罩不能長時間佩戴，尤其是小朋友與皮膚有過敏、濕疹或炎症者。

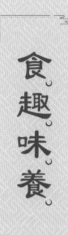

食趣味養

祛濕止癢五花茶

材料

金銀花 15 克、野菊花 10 克、槐花 10 克、雞蛋花 10 克、木棉花 10 克、玄參 15 克、赤芍 10 克、白蒺藜 10 克。

做法

先將所有材料洗淨後加入適量冷水浸泡 10 分鐘，大火煮開後調小火繼續煎煮 30 分鐘，隔渣後，分數次飲用。（也可以取少量藥液放涼後，外敷面部口周炎症部位。）

功效

清熱解毒，祛濕止癢。

適用

面部口周有皮膚油脂分泌多，潮紅腫痛炎症等脾胃肝膽有濕熱者。

枇杷清肺祛濕湯

材料

新鮮枇杷葉 50 克（乾品 10 克）、北杏 15 克、龍皇杏（或南杏）15 克、薏苡仁 30 克、無花果 3 粒、茯苓 20 克、粟米 1 條（或粟米芯 60 克）、小胡蘿蔔 1 條、豬瘦肉半斤、蜜棗 2 粒、陳皮 1 個、鹽適量。

做法

所有材料沖洗乾淨，豬肉飛水後洗淨；將所有材料及適量熱水加入湯煲，大火煮開後，轉小火再煮 1.5 小時，熄火後加鹽調味，即可飲用。

功效

清熱潤肺，祛濕利水，潤腸通便。

適用

面部皮膚油膩、潮紅炎症，肺胃肝膽濕熱症狀者；或脫皮乾癢，口氣臭、大便秘結者。

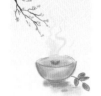

4.7 脂溢性脫髮（髮蛀脫髮）

聰明「絕頂」，俗語說「聰明的腦袋不長毛」、「十個光頭九個富」，千萬別讓這些美麗的謊言欺騙了，尤其是女性，更會嚴重影響儀容。何謂「脫髮」？人體平均每天約有 100 根左右的頭髮脫落。正常頭髮的生長週期可分生長期、衰退期（過渡期）和休止期 3 個階段，脫落和生長處於動態平衡中，當生髮的速度過慢，頭髮日漸稀少和變短變細，便稱為「脫髮」（Alopecia）。

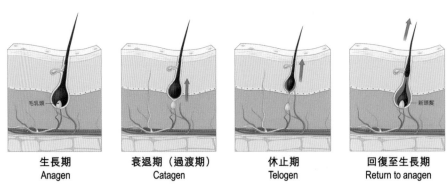

| 生長期 | 衰退期（過渡期） | 休止期 | 回復至生長期 |
| Anagen | Catagen | Telogen | Return to anagen |

頭髮生長周期

/ 普通脫髮 vs 脂溢性脫髮

普通脫髮是頭髮日漸稀少和變短變細，沒有伴量隨頭皮性質改變或毛囊炎症，男女均可發生。脂溢性脫髮又稱「雄性激素性禿髮」、「瀰漫性禿髮」，以男性患者常見。脂溢性脫髮患者的頭皮油膩，油脂會令毛囊堵塞，使頭髮攝取不到足夠養分，加上細菌滋生，頭皮容易變得紅腫發炎，導致頭皮脫屑，產生大量灰白色皮屑。

/ 脂溢性脫髮的階段

本病病情發展大多緩慢，早期兩側鬢角處脫髮，前額髮際處也可伴有一定程度的脫落。隨着上述部位脫髮逐漸加重，頭頂髮量也開始

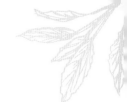

男 性 脱 髮

女 性 脱 髮

脂溢性脫髮的階段

減少，後期在這兩禿髮區融合成片，呈馬蹄形外觀。西醫尚未完全掌握本病病因，多認為與遺傳因素、內分泌失調等有關，而精神因素、飲食因素、病菌感染等均是誘發或加重本病的因素。

/ 中醫治療脂溢性脫髮

本病屬中醫學「蛀髮癬」和「髮蛀脫髮」的範疇，認為本病的發生因飲食失調，脾胃濕熱內蘊；或因燥毒風邪外侵頭皮；或因肝腎不足，陰虛血少，使頭髮失養導致脫髮。其病變在毛髮，病機為濕、熱、風邪，病位臟腑，尤與肝脾腎不調關係密切。

/ 辨證分型與治法

一、血熱風燥型

症狀：頭髮乾枯，略有焦黃，均勻而稀疏脫落，搔之則白屑飛揚，落之又生，自覺頭部燠熱，頭皮燥癢；伴有口乾咽燥，尿黃。舌質紅，苔淡黃或微乾，脈數。

治法：涼血清熱，祛風潤髮。

二、濕熱熏蒸型

症狀： 頭髮稀疏脫落，伴頭皮光亮潮紅，頭屑較明顯或頭髮搔癢；伴有口乾口苦，煩躁易怒，胃納差。舌質紅，苔黃膩，脈弦滑。

治法： 健脾祛濕，清熱護髮。

三、肝腎不足型

症狀： 患者身體虛弱或腦力過度為主，頭髮稀疏脫落日久，脫髮處頭皮光滑。伴頭暈失眠，記憶力差，腰膝痠軟，夜尿頻多脈沉細；偏陰虛者，伴口苦，五心煩熱。舌質紅，苔少，脈細數。

治法： 滋肝補腎，養血生髮。

╱ 患者的日常調養與飲食

患者日常起居，要注意保持頭皮清潔，但不要過度洗頭，選擇一些低敏或化學成分少的洗髮水。不濫用理髮用品，盡可能少染髮。

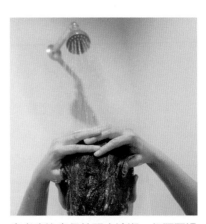

患者應注意保持頭皮清潔，但不要過度洗頭，並小心選擇洗髮水。

飲食方面，患者應戒煙酒或濃茶咖啡，避免高脂高糖類食物，如肥肉、豬油、動物內臟等，遠離辛辣刺激之品。常食用含豐富的維生素 A 食物，如胡蘿蔔、菠菜、韭菜、芹菜、莧菜、杏等，將對脂溢性脫髮起到一定效果；多食一些粗纖維食品與雜糧，優質蛋白。

另外，「髮為血之餘」、「腎之華在髮」，說明腎精充沛，氣血旺盛者，其毛髮必然濃密潤澤。很多人日常重視面部皮膚護理，卻偏偏忽略了更年期（包括男女）前後，體內激素（荷爾蒙）水平改變而引起的脫髮問題。中年過後，特別在進入四、五十歲，肝腎功能的退化往

往是明顯而急速的，故注意保護肝腎功能是保住青絲的重點之一。同時，亦要避免熬夜及精神壓力。

詩博士醫話

【怎樣留住頭髮？】

✓ 少吃燥熱煎炸、肥甘厚膩和酒精等聚濕生痰的食物。
✓ 適當清潔頭皮，避免大力拉扯。
✓ 每天按摩頭皮，促進血液循環，幫助頭髮生長。
✓ 避免熬夜及精神壓力。

【茶籽洗髮去屑止癢防脫】

茶籽是茶樹的種子。古時，民間常用茶籽粉洗髮。在洗髮水未普及時，茶籽絕對是女士們的美髮神器。用茶籽洗頭，可消炎殺菌，茶籽本身具有很好的殺蟲效果，防止頭皮癬。茶籽可調節頭皮油脂分泌，從而止癢去頭皮，防脫髮。茶籽中含有的茶油成分，更可為頭皮提供營養，滋養毛囊，使秀髮保持烏黑光澤而柔軟。茶籽洗髮可謂平、靚、正！

滋陰清熱生髮茶

材料

女貞子 12 克、蒲公英 12 克、連翹 10 克、蔓荊子 5 克、白蒺藜 10 克、杭菊花 10 克、丹參 10 克、甘草 3 克。

做法

將所有材料洗淨，放入煲內，加適量清水浸泡 15 分鐘；用大火煮開後，轉用小火煎煮 45 分鐘，隔渣後可分數次飲用。

功效

清熱祛風，涼血止癢。

利濕祛油健髮茶

材料

土茯苓 15 克、蒲公英 12 克、桑葉 10 克、丹參 10 克、雞蛋花 10 克、薄蓋靈芝 10 克、松針 5 克。

做法

將所有材料洗淨，放入煲內，加適量清水浸泡 15 分鐘；用大火煮開後，轉用小火煎煮 45 分鐘即可，分數次飲用。

功效

清熱利濕，祛油止癢。

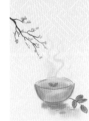

4.8 斑禿（油風）

有一種脫髮可發生在任何年齡——「斑禿」。斑禿（Alopecia Areata）往往是驟然發生的，很多患者在早上起床後突然發現頭皮上少了一塊硬幣大小的頭髮，故此病被稱為「鬼剃頭」。

/ 精神壓力是導致斑禿的元凶？

現代醫學對斑禿的病因至今尚未完全明瞭，目前認為機體免疫系統功能紊亂是首要原因，其次與精神壓力、遺傳、內分泌失調、感染及中毒等有關。亦有專家認為，一般沒有原發病的斑禿患者，多數是精神壓力誘發本病。研究發現，長期焦慮、抑鬱，或突然受到嚴重打擊後，病發率甚高。由於緊張使自主神經功能紊亂，如出現睡眠失調，交感神經緊張性增高，毛細血管持續性收縮，造成髮根部血液循環障礙而發病。

/ 斑禿按病情分三期

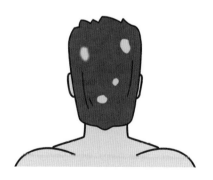

1. **進行期**：病情進展迅速，突然發生圓形禿髮斑。數目不等，大小不一，多為指甲至錢幣大；髮幹近端萎縮，無光澤，末梢粗黑，周緣毛髮疏鬆，搔抓易脫落，局部皮膚無炎症反應，平滑光亮。
2. **靜止期**：靠近脫髮斑邊緣的頭髮不再鬆動，脫髮區不再增多、擴大。大多數患者在脫髮靜止 3-4 個月後，進入恢復期。
3. **恢復期**：有新毛髮長出，最初出現細軟色灰白的毳毛，繼之長出黑色的終毛，並逐漸恢復正常，疾病自然痊癒。

/ 斑禿後期可發展為全禿、普禿

斑禿發病初期為一種局限性的斑片狀脫髮，驟然發生，經過徐緩，有復發傾向。臨床上以頭髮片狀脫落、病變處頭皮正常、無炎症、無自覺症狀為特點。少數患者（約 5%-10%）脫髮增多，擴展並互相融合形成不規則狀，甚至在幾天或幾周內頭髮全脫光，成為全禿；嚴重者，連眉毛、睫毛、陰毛，以至全身毛髮脫落，稱為普禿。

/ 中醫針對病因治療斑禿

斑禿又名「圓禿」、「圓形脫髮」。中醫稱之為「油風」，俗稱「鬼舔頭」或「鬼剃頭」。中醫學認為，肝藏血，腎藏精，肝腎不足，精血虧虛為脫髮的主要病因，同時亦與血熱生風、肝鬱血瘀、氣血兩虛等相關。治療原則，實證以清、以通為主，血熱清之則血循其經，血瘀祛之則新血易生，均有利於毛根局部營養物質的攝取和血液的供應；虛證以補、以攝為要，補可填虛，攝可密精，精血得補，更能助益毛髮的生長。由於「髮為腎之候，腎其華在髮」，本病常可兼見腎虛徵象，而肝藏血，肝腎同源，故多採用滋補肝腎法治療。

/ 辨證分型與治法

一、血熱生風型

症狀： 突然脫髮成片，偶有頭皮瘙癢或蟻走感，或伴有頭部烘熱，心煩易怒、急躁不安，舌質紅，苔少，脈細數。個別患者還會相繼發生眉毛、鬍鬚脫落的現象。

治法： 涼血息風，養陰護髮。

二、肝鬱血瘀型

症狀： 脫髮前先有頭痛、頭皮刺痛或胸肋疼痛等自覺症狀，繼而出現斑片狀脫髮，甚者則發生全禿。常伴有夜多惡夢、失眠、煩躁易怒，或

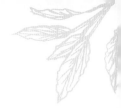

胸悶不暢，肋痛腹脹，喜歎息。舌質紫暗或有瘀斑，苔少，脈弦或沉澀。

治法：疏肝解鬱，活血化瘀。

三、肝腎不足型

症狀：病程日久，平素頭髮枯黃或灰白，發病時頭髮呈大片均勻脫落，甚或全身毛髮盡脫，或有脫髮家族史。常伴有膝軟、頭昏、耳鳴、目眩、遺精滑泄、失眠多夢、畏寒肢冷。舌淡、苔薄或苔剝，脈細或沉細。

治法：滋補肝腎，填精生髮。

四、氣血兩虛型

症狀：病後、產後或久病脫髮，脫髮往往是漸進性加重，範圍由小而大，數目由少而多，頭皮光亮鬆軟，在脫髮區還能見到散在性參差不齊的殘存頭髮，但輕輕觸摸即脫落，伴唇白、心悸、神疲乏力、氣短懶言、頭暈眼花、嗜睡或失眠。舌質淡紅、苔薄白，脈細弱。

治法：健脾益氣，養血生髮。

/ 患者的日常調養與飲食

斑禿患者精神調理注意勞逸結合，保持心情舒暢，切忌煩惱、悲觀、憂愁和動怒。飲食方面，本病常與心緒煩擾有關，故除保持情緒平和，心情舒暢外，可多選有寧心安神作用的食品，如百合、蓮子、茯神、柏子仁、酸棗仁、牡蠣肉（蠔肉）等。精血不足者，應多食可補精益血食品，如海參、牡蠣肉、花膠（魚鰾）、魷魚、黑芝麻、核桃仁等。病情日久，痰血阻滯者，應食用通絡化痰作用的食品，如絲瓜、蓮藕、紅糖、薺菜等。注重補肝益腎，可多食黑芝麻、桑椹、黑豆、製何首烏、女貞子、枸杞子、山藥、黑棗等，都可促進毛髮生長。

詩博士醫話

【烏髮生髮液——助毛髮重生】

多年前筆者的家人突然出現「鬼剃頭」，全家人慌張擔心之餘，回憶起於廣州中醫藥大學的廣東省中醫院皮膚科本科實習所見所聞，尤其後來在攻讀皮膚博士時更有幸到禤國維教授臨床跟診時，均目睹很多病人因斑禿而不遠千里到來找禤老治療，殊不知斑禿原是中西醫都極度難治之皮膚疾患。看到禤老運用中藥內服再配合外用中藥治療後，親眼見證到飽受煎熬的患者「髮再生」後臉上的感恩與歡愉！

待我回港後「挑燈」遍查古方後將配方加以改良，終於研發出「烏髮生髮液」，幫助了很多因斑禿或「鬼剃頭」到來求診的患者，主要成分包括人參、川芎、丹參、三七等；用於肝腎不足，血氣虧虛之患者，直接塗於脫髮部位。一般患者多在內服中藥加上外塗「烏髮生髮液」4-6 星期後，頭髮逐漸重新生長，成效顯著又安全。

【嶺南特色中藥——五爪龍】

五爪龍為嶺南常用中藥，俗稱五指毛桃、南芪、土黃芪等；為桑科植物粗葉榕的乾燥根。味甘、性平；歸肺脾經；有健脾益氣、化濕舒筋、祛瘀消腫作用。臨床常用於脾虛水腫，食少乏力，自汗，白帶異常，產後少乳，風濕關節疼痛，肝硬化腹水，肝炎，腰腿痛，肋間神經痛，瘧疾或跌打損傷等。

廣東人傳統喜歡用五指毛桃根煲湯，常與豬骨或老雞一起煲湯，煲出來的湯有一股濃濃的椰子香味，堪稱「平靚正」的家庭湯水。注意應盡量避免購買被硫磺熏過的五指毛桃根，或先用熱水泡洗後才用。

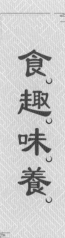

食趣味養

茯玫桑椹生髮茶

材料
茯神 15 克、玫瑰花 6 克、桑椹 12 克、女貞子 12 克、丹參 10 克、松針 5 克、側柏葉 10 克。

做法
將所有材料洗淨，放入煲內，加適量清水浸泡 15 分鐘；用大火煮開後轉用小火煎煮 45 分鐘，隔渣後可分數次代茶飲用。

功效
寧神祛濕，疏肝解鬱，養血生髮。

適用
肝腎虧虛，煩躁易怒，失眠多夢和神疲等症狀的脫髮斑禿者。

參芪養血生髮湯

材料
製何首烏 20 克、薄蓋靈芝 6 克、黨參 15 克、黃芪 15 克、女貞子 15 克、松針 6 克、紅棗（去核）5 粒、核桃仁 30 克、豬瘦肉或雞肉 300 克、鹽適量。

做法
1. 所有材料洗乾淨，豬肉或雞肉飛水後洗淨。
2. 用濾袋封好女貞子和松針，連同所有材料及適量熱水加入湯煲，大火煮開後，轉小火再煮 2 小時，熄火後加鹽調味，即可飲用。

功效
健脾益氣，養血滋陰，促進頭髮生長。

適用
氣血虧虛，肝腎不足，脾虛神疲易倦症狀的斑禿脫髮患者。

注意
感冒發熱症狀者不宜。口乾燥熱症狀者，可改用西洋參和五爪龍（五指毛桃）代替黨參和黃芪。

第五章
手足皮膚病

在社交工作場合上，我們通過與人握手、通過手部肌膚的接觸而打破隔閡，表示友好，既是禮貌，也可增加印象分。舉手投足之間，更間接透露了個人修養，家境際遇。悉心保養一雙手腳，使人盡顯大方得體。

5.1 手足皸裂（皸裂瘡）

/ 手足皸裂於秋冬加重

秋冬風高物燥，手足部位常見乾燥皸裂甚至出血。只因手掌及腳掌皮膚原屬「光滑皮膚」，特徵是有厚厚的角質層，卻缺乏毛囊和皮脂腺。每當踏入氣候乾燥寒冷的秋冬季節，低溫使四肢末端出汗減少，又沒有皮脂膜來防止角質層水分的蒸發，故秋冬季發生手足部乾燥皸裂的情形較多，也較嚴重。「手足皸裂」（Rhagades of Hand and Foot），又稱「皸裂症」。

/ 手足皸裂非一朝形成

所謂「冰封三尺非一日之寒」。本病初起，一般表現為皮膚乾燥、發緊、變硬，繼而變得粗糙、肥厚，失去光澤。病情期間，沒有得當

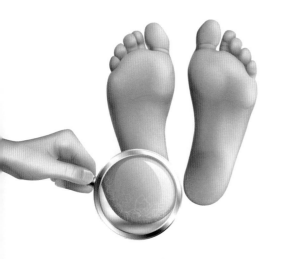

治療或處理，反覆受外界刺激，而進一步出現表皮增厚、乾燥，最後發展為淺深、長短不一的裂隙。輕者無甚痛楚；重者則疼痛難忍，影響日常生活。在某些原有疾病的基礎上，也會出現手足皸裂症狀，如蛇皮癬（魚鱗病）、手足發胝、鵝掌風（手癬）、腳濕氣（腳癬）等皮膚病。

「風盛血枯」乃至皸裂

「手足皸裂」病名首見隋代·巢元方的《諸病源候論》：「皸裂者肌肉破也。言冬時觸冒風寒，手足破，故謂之皸裂」。本病乃由觸冒風露、血枯不榮、肌膚失潤所致。發病內因主要是氣血虧虛，外因是觸冒風冷寒邪，鬱於皮毛；又與手足少汗或職業有關，使膚腠抗病力下降，以致血脈阻滯，膚失濡養，燥勝枯槁而成。

手足皸裂的「內外兼治」療法

針對手足皸裂症的病因進行處方中藥內服時，首要考慮溫經祛風寒，兼佐以養血潤膚。臨床治療本病常用內服處方：八珍湯加減；如皮膚乾燥皸裂情況嚴重，可適當增加養血潤燥之品如雞血藤、山藥、北沙參、玉竹等。外治療法方面，可選用具有潤滑柔膚保護作用的軟膏劑及油劑，內服藥加上外用中藥護膚效果更佳！

患者的日常調養與飲食

患者需要加強個人護理意識，日常避免使用強鹼性洗衣肥皂、藥皂或洗衣粉洗手。天氣轉涼後可每日用溫水（攝氏 38℃ 至 45℃）浸

泡手足，然後外搽潤膚油／膏等進行護理保養。如因職業原因引起的皸裂，必須避免手足直接接觸刺激性物品；若由其他疾病引發的皸裂，應積極治療原發疾病。手足皸裂病多為慢性，春夏季節病情常可緩解。治療上患者須持之以恆，注重生活護理，多吸收營養豐富的食物，都可以預防及舒緩手足乾燥皸裂情況。

 ## 詩博士醫話

【慎用化學清潔用品　保護皮膚免皸裂】

做家務或清潔工作時，盡量避免手部直接與化學性或強烈清潔用品接觸，可以戴上塑料手套保護手部。洗手後或完成清潔工作後，應盡快塗抹保濕產品保護手部皮膚，保護皮膚角質層，防止手部乾燥皸裂。

【多吃滋陰潤燥食物　皮膚水潤又柔軟】

日常可以多吃豬皮、花膠（魚鰾）或雪耳、雲耳（黑木耳）、雪梨等食物，有滋陰潤燥、養膚柔膚作用。少吃煎炸辛辣食品，避免肺熱「上火」傷皮膚！

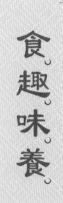

食趣味養

養血潤燥美膚茶

材料
紅棗 5 克、枸杞子 5 克、山藥 15 克、北沙參 15 克、女貞子 10 克、桑椹 10 克、冰糖適量。

做法
先將所有材料（冰糖除外）清洗乾淨，加入適當冷水浸泡 10 分鐘，大火煮開後，轉小火煎煮約 30 分鐘，隔渣後，加入冰糖調味；每天分數次服用。

功效
滋陰養血，潤燥護膚。

潤燥嫩膚陳醋煲豬蹄

材料
甜醋、陳醋、豬蹄、生薑片、冰糖各適量。

做法
先將材料清洗乾淨；豬蹄先飛水，白鍋爆炒後加入其他材料，小火同煮開約 2-3 小時。煮熟後每天適量服用。

功效
驅寒養血，滋陰嫩膚。

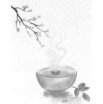

5.2 足癬（腳濕氣 / 香港腳）

/ 為甚麼足癬叫「香港腳」

在殖民地時期，由於香港天氣炎熱和潮濕，不少被派遣來港的英國士兵都得了足癬。士兵們整天穿着長靴，結果足部出現水泡，紅腫化膿，奇癢難耐。而歐洲很少足癬個案，所以這種怪病被認為是在香港才有的流行病，故足癬（Tinea Pedis）又俗稱為「香港腳」（Athlete's Foot）。

/ 香港腳容易找上身

足癬是由致病性真菌引起的足部淺部皮膚病，具有相當的傳染性，接觸患者的鞋、襪等用品，皆有被傳染的機會。有調查顯示，70-80% 的成人曾患者程度不一的足癬；以足趾間皮膚水泡、脫皮、糜爛、破裂而有特殊臭味為臨床特徵，多見於成人，好發於夏季。若延誤治療，可引發本身手癬、體癬、股癬等。

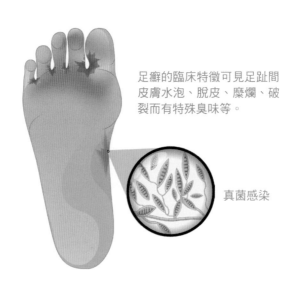

足癬的臨床特徵可見足趾間皮膚水泡、脫皮、糜爛、破裂而有特殊臭味等。

真菌感染

/ 辨證分型與治法

足癬屬中醫學「腳濕氣」範疇，認為本病多因濕熱蘊積於內，風毒蟲邪乘虛侵襲於外，久則經絡瘀阻，氣血不榮肌膚，乃生此疾。常見臨床分型和治則如下：

一、濕熱下注型

症狀：趾間浸漬腐白，腐爛滲液，瘙癢疼痛，氣味腥臭，搓破腐白，皮破則露出鮮肉部分，沾水似脂；如搓破皮膚感染細菌病毒，皮脫腐爛，自覺疼痛，步履艱難，發炎紅腫。舌質紅，苔薄黃，脈濡數。

治法：清熱利濕，祛風止癢。

二、腎虛風襲型

症狀：病久不癒，時常趾間劇癢，浮腫，滲液外溢或乾癢脫皮，甚至皸裂，遇熱遇水則疼痛不適。舌質淡紅，少苔，脈浮細。

治法：補腎祛濕，祛風止癢。

三、血虛風燥型

症狀：皮膚增厚，脫屑，粗糙乾裂，瘙癢不流水。舌紅苔薄，脈弦。

治法：養血潤燥，祛風止癢。

/ 勤治療、勤護理，可減輕癬害

香港位於亞熱帶，屬嶺南氣候，天氣長期潮濕溫暖，為各種細菌病毒的滋生提供了良好環境。有些人認為足癬無法得到根治，而任由此病發展。有些患者經治療後，短期症狀容易消除，但亦容易復發。然而臨床上很難分辨患者是復發，還是再度感染，所以有耐心堅持正確的治療是本病治癒的關鍵。而且，某些病例因為延誤診治，而引起併發症，例如：丹毒、蜂窩性組織炎等細菌性感染，便相當棘手！

日常調護對病情的康復也非常重要。平時要注意個人衞生，盡量避免使用公共拖鞋、抹布等等；抹腳布要定期消毒，保持足部及鞋履清潔乾爽，防止真菌繁殖，以減低傳染性。飲食方面，減少刺激性飲品，例如茶、咖啡、酒；並減少食用燥熱煎炸、肥甘厚膩或寒涼食品等容易導致濕熱內蘊。

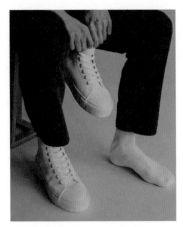

足癬患者的鞋、襪等用品具傳染性

 詩博士醫話

【同足癬、香港腳說聲 ByeBye！】

✓ 經常保持腳部清潔乾爽。
✓ 常洗襪子。
✓ 拖鞋與鞋子要經常消毒殺菌、曬太陽！太陽的紫外線是最好的天然殺真菌武器。

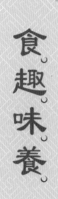

食趣味養

祛濕止癢五花茶

材料

金銀花 12 克、杭菊花 12 克、雞蛋花 10 克、槐花 10 克、木棉花 10 克、土茯苓 10 克、澤瀉 10 克、白蒺藜 12 克、白鮮皮 12 克、甘草 5 克。

做法

先用清水沖洗所有材料，加入適量冷水浸泡 10 分鐘，大火煮開後，小火煎煮 15 分鐘倒出藥液，藥渣再加熱水翻煎 10 分鐘，將兩次藥液混合後分 2-3 次飲用。

功效：清熱祛濕，解毒，涼血止癢。

適用：風濕熱型患者。

注意：身體虛寒、泄瀉者慎用。

祛濕三豆飲

材料

黑豆 15 克、赤小豆 15 克、炒扁豆 10 克、薏苡仁 15 克、川木瓜 6 克、懷牛膝 6 克。

做法

先將所有材料洗淨，放入煲內，加適量冷水浸泡 15 分鐘，用大火煮開後，改用小火煎煮 30 分鐘，隔渣後飲用。

功效：祛濕，利水，解毒。

浸腳方（外用）

材料

苦參 20 克、地膚子 20 克、白鮮皮 20 克、百部 15 克、藿香 10 克、黃連 10 克。

做法

先將所有材料洗淨，放入煲內，加適量冷水浸泡 15 分鐘，用大火煮開後改用小火煎煮 30 分鐘，隔渣倒入桶內至微溫後，浸腳 20 分鐘。如水量不夠，可加入適量暖水。

功效：清熱祛濕，殺菌止癢，滅癬。

5.3 主婦手（手部濕疹／接觸性皮炎）

/ 主婦手誰是「高危一族」

從來工作壓力、生活壓力並不會成為你的動力，只會成為病歷。日夜操勞為家庭，費心勞力為公司，卻換來一身的疲憊與創傷，包括著名的職業病「主婦手」（Housewife's

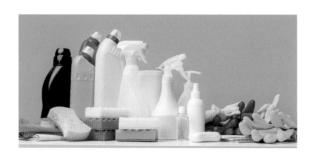

接觸化學物質、肥皂等刺激性物質可誘發主婦手。

Hand）。主婦手是俗稱，可見於手部濕疹和接觸性皮炎。尤其當有疫情發生期間，使用殺菌消毒劑的次數明顯增加，所以除了家庭主婦外，工作性質如醫護人員、理髮工作者、實驗室工作人員、教師、廚師、褓姆與專業清潔人員等，長期接觸水、消毒劑、粉筆、化學物品、洗衣粉和清潔劑等刺激性物質，也是主婦手的熱門患者；而濕疹患者的手部更容易出現主婦手！

/ 接觸性皮炎與過敏性體質

接觸性皮炎（Contact Dermatitis）主要是由過敏引起，與慢性濕疹、汗皰疹有密切關係。主婦手沒有季節性，多與接觸水、化學物

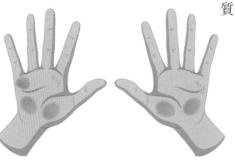

質、肥皂等刺激性物質後出現的，實驗室檢查沒有真菌。典型症狀是雙手出現小丘疹、起水泡、滲液，皮膚乾裂、皲裂，伴有瘙癢，嚴重可以出現流水、潰爛等。

/ 嶺南之地多濕多熱易招主婦手

香港地處嶺南，天氣長期濕熱，濕熱的自然環境的前提條件下，與接觸刺激性物質相互作用下，易誘發局部的過敏反應。因此，臨床以濕熱型的患者多見，而中年女性患者多伴有陰虛血熱或血虛風燥型的主婦手。

/ 治療主婦手束手無策？

西醫治療主婦手主要是服用抗過敏藥和外用爐甘石洗劑或激素等。然而，當患者體質無變化下，病因未曾消除下，病情反覆發作是必然的。中醫角度看主婦手主要是體內有濕熱，血虛風燥所致。治療上，除了避開誘發因素，在洗衣服或洗碗時盡量戴上手套，避免接觸過敏化學品和清潔劑，再配合中醫中藥的辨證論治，內外合治，則可藥到病除。

/ 辨證分型與治法

一、濕熱型

症狀：手部出現丘皰疹，滲液紅斑，瘙癢，脫屑外，此類患者多伴有舌質紅，舌苔黃膩，小便黃，口苦，口黏，大便黏膩等濕熱症狀。

治法：清熱祛濕，疏肝利水，涼血止癢。

二、血虛風燥型

症狀：手部皮膚乾燥脫屑，角化皸裂及瘙癢；口乾，大便乾，納呆，睡眠欠佳。舌質偏淡，舌苔薄。

治法：滋陰潤燥，涼血養血，祛風止癢。

三、陰虛血熱型

症狀：手部皮膚乾燥脫屑，角化皸裂或滲血，皮疹色偏紅；口乾舌燥、失眠多夢等。小便偏黃，大便秘結，舌質紅，苔薄少津。

治法：滋陰潤燥，清熱涼血，安神止癢。

/ 患者的日常調養與飲食

屬於接觸性皮炎的「主婦手」，發病原因明確，在袪除誘發病因後配合適當治療，皮損消退迅速，不接觸致敏物質，例如橡膠手套、肥皂、清潔劑和化學物等，一般不會復發，預後良好。飲食方面，忌食辛辣油膩，海鮮、牛肉、竹筍和酒類等發物。每次洗手後必須盡快

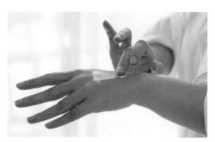

患者洗手後須盡快塗抹手部護膚霜保濕護理。

塗抹手部護膚霜保濕護理；不要過度使用酒精和強力消毒產品等刺激物，避免破壞手部皮膚表層的天然皮脂膜保護作用，而引起皮膚乾燥皸裂。加上充足休息睡眠，維持良好情緒，都可以增強人體免疫和抗病能力，減少患上「主婦手」機會。

詩博士醫話

【按摩患處舒緩症狀】

使用護膚膏或天然護膚油按摩局部患處，促進皮膚吸收養分，軟化皮膚。

【按壓穴位幫助血液循環】

主婦手患者透過自行按壓身體穴位，可促進血液循環，有助減輕病況，例如：合谷、血海、三陰交、曲池、足三里、豐隆。每次按壓約 3-5 分鐘，每日 1-2 次。有清熱袪濕，健脾養血，袪風止癢的作用。

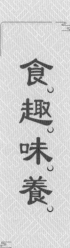

食趣味養

涼血祛濕五花茶

材料
金銀花 10 克、杭菊花 10 克、雞蛋花 10 克、木棉花 6 克、槐花 10 克、土茯苓 10 克、生地黃 6 克、玄參 10 克、連翹 10 克、甘草 5 克。

做法
先用清水沖洗所有材料,放入適量冷水浸泡 10 分鐘,大火煮開後,小火煎煮 15 分鐘倒出藥液,藥渣再加熱水翻煎 10 分鐘,將兩次藥液混合後分 2-3 次飲用。

功效
清熱祛濕,涼血祛風。

適用
濕熱型「主婦手」手患者。

注意
體質虛寒或泄瀉、孕婦及小兒不宜。

滋陰潤燥寧神湯

材料
北沙參 10 克、玉竹 10 克、山藥 15 克、茯神 15 克、生薏苡仁 15 克、炒薏苡仁 5 克、陳皮 1 角、蜜棗 2 粒、無花果 3 粒、豬瘦肉半斤、鹽適量。

做法
所有材料洗乾淨,豬肉飛水後洗淨,陳皮浸軟去瓤;將所有材料及適量熱水加入湯煲,大火煮開後,轉小火再煮 1-1.5 小時後,加鹽調味,即可食用。

功效
滋陰潤燥,寧神祛濕。

適用
血虛風燥型「主婦手」患者。

注意
傷風感冒及濕熱體質者不宜。

5.4 手癬（鵝掌風）

/ 何為「兩腳一手症候群」

眾所周知，夏季又濕又熱是「香港腳」的高發季節！足癬發作時，患腳往往奇癢難耐，不少患者忍不住狂抓雙腳患處。足癬是真菌所感染，真菌性的皮膚病傳染性相當高，會傳到手。手癬（Tinea Mannum）的發生往往比

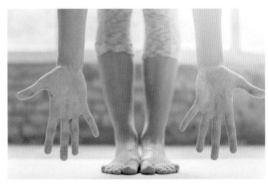

手癬通常是由足癬傳染過去。

足癬會遲些，通常是由足癬傳染過去的，形成所謂「兩腳一手症候群」。

/ 手癬與濕疹留意鑒別

中醫稱手癬為「鵝掌風」，是手部皮膚的手部真菌病。手癬主要臨床症狀包括：一般手掌指間，皮膚水泡、糜爛、脫屑及增厚、皸裂，伴有不同程度瘙癢。臨床上，經常被誤診為濕疹或汗皰疹。濕疹及汗

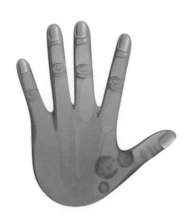

皰疹大部分「對稱」發生於雙手，汗皰疹多發生於手足多汗患者。手癬的特色是先發生於一隻手，然後向另一隻手傳播，故稱為「兩腳一手症候群」。

手癬	先發生於一隻手；患部一般手掌指間，皮膚出現水泡、糜爛、脫屑及增厚、皸裂，伴有不同程度瘙癢。
濕疹	「對稱」發生於雙手；皮損症狀主要以紅斑、丘疹、糜爛或滲出，久則皮膚肥厚、脫屑，邊界不明。
汗皰疹	「對稱」發生於雙手；手掌、手指側面，皮疹為深在性小水泡，而可自癒。

/ 手癬三型反覆難治

手癬與足癬一樣，逢入春夏易發作，即使經過系統性抗菌治療，亦有反覆發作的傾向。若病情遷延不癒，部分患者可繼發真菌性濕疹。根據皮損特點可分為 3 型：

1. **水泡型**：以皮下水泡為主，分散或簇集成斑片，皰壁破裂，疊起白皮脫落，中心自癒，四周繼續起新的水泡。多在指端的腹側或手掌，不斷蔓延，指端損害可侵及甲板，形成甲癬。
2. **糜爛型**：多為潮紅的斑片，邊界清楚，糜爛濕潤，時滲液水，四周白皮翹起。多數發生在指間，引起指部腫脹，容易因搔抓而感染化膿。
3. **鱗屑角化型**：脫屑，皮膚肥厚粗糙，皸裂疼痛，冬季則裂口更深，疼痛更重。

/ 中醫治療手癬着重袪除病因

鵝掌風在中醫學中早有記載。明朝《外科正宗‧鵝掌風》：「鵝掌風由手陽明胃經火熱血燥，外受寒涼所凝，致皮枯槁，又或時瘡餘毒未盡，亦能致此，初起紅斑白點，久則皮膚枯厚破裂不已。」

中醫學認為本病多因外感濕熱，濕邪外侵，濕鬱化熱，濕熱生蟲或脾胃濕熱，濕熱內蘊，外溢肌膚所致；或相互接觸，毒邪相染或蟲毒沾染而生。濕熱蟲毒鬱阻皮膚，久則脈絡鬱阻，血不榮膚，以致皮膚皸裂，形如鵝掌。根據發病原因，中醫的治療原則為：清熱除濕，養血潤燥，祛風止癢。在治療方法上應內外合治，標本兼顧；即使頑固，只要祛除病因，亦可痊癒。

/ 辨證分型與治法

一、風濕熱型

症狀：多屬水泡型及糜爛型，手掌或手指間皮膚水泡如晶，乾燥脫屑，邊界明顯，逐漸擴大；或指間皮膚水泡群集，瘙癢難忍，微感灼痛，浸泡成片，微熱汗出，伴口渴不欲飲。舌質紅，苔黃或白而厚膩，脈弦數或滑數。

治法：清熱祛濕，祛風止癢。

二、血虛風燥型

症狀：多屬鱗屑角化型，手掌皮膚乾燥脫屑，肥厚粗糙，皸裂疼痛，形似鵝掌，或水泡不明顯而皮屑乾燥，冬季加重。舌淡紅，舌苔少津，脈細。

治法：滋陰涼血，祛風止癢。

/ 積極治療原發病預防手癬

由於手癬相對較少見，一般由足癬、股癬傳染而來，所以積極治療原發疾病非常重要，可減輕復發機會。除日常必須清潔雙手外，發病期間，盡量忍住不要去抓患處，因抓損皮膚後可造成二次細菌減染，加重病情。另外，避免用熱水或香皂或沐浴露洗澡；避免接觸強刺激性化學物品和清潔劑，盡量保持雙手乾淨及乾爽。減少出入公眾場所，日常飲食清淡，加上充足休息，保持良好情緒，都可以增強人體免疫功能對抗惡菌。

詩博士醫話

【切斷源頭 防止交叉染感】

體癬是一種發生在面部、頸部、胸背、四肢皮膚上，真菌感染性皮膚病，具有傳染性。如果不及時治療，病損部位擴大，就容易傳染。它也是一種容易復發的皮膚病。治療不徹底、濫用藥物、沒有及時去除病因，以及交叉感染是導致體癬反覆發作的主要原因。

因此，患者必須及早治療原發的體癬，並注意將衣服、被褥及用具等徹底消毒，以免殘留在物品上的病菌產生交叉感染。

【蒜頭治癬是真的嗎？】

民間偏方相傳身體生癬時用蒜頭去磨擦患處。其實這是錯的！蒜頭不能殺死真菌，反而會刺激皮膚，有可能引起接觸性皮炎。

患者要注意個人衛生，禁止共用衣物、浴盆等等，減少出汗，需要保持皮膚清潔乾燥，內衣寬鬆透氣，勤洗澡，勤換衣物，避免互相傳染。

祛濕止癢五花茶

材料

金銀花 12 克、杭菊花 12 克、雞蛋花 10 克、木棉花 10 克、槐花 10 克、白蒺藜 12 克、白鮮皮 12 克、甘草 5 克。

做法

先用清水沖洗所有材料，放入適量冷水浸泡 10 分鐘，大火煮開後，小火煎煮 15 分鐘倒出藥液，藥渣再加熱水翻煎 10 分鐘，將兩次藥液混合後分 2-3 次飲用。

功效：清熱祛濕，祛風止癢。

適用：風濕熱型患者。

養血潤膚茶

材料

赤芍 5 克、牡丹皮 5 克、防風 3 克、雞血藤 10 克、北沙參 10 克、白蒺藜 10 克、白鮮皮 10 克、紫草 10 克、甘草 3 克。

做法

先用清水沖洗所有材料，放入適量冷水浸泡 10 分鐘，大火煮開後，小火煎煮 15 分鐘倒出藥液，藥渣再加熱水翻煎 10 分鐘，將兩次藥液混合分 2-3 次飲用。

功效：養血潤燥，祛風止癢。

適用：血虛風燥型患者。

手癬外洗方

材料

苦參、地膚子、白鮮皮各 20 克、百部 15 克、藿香 10 克、黃連 10 克。

做法

所有藥材略洗後，以清水浸泡 15 分鐘後煎煮 30 分鐘，隔渣放涼，浸手 20 分鐘。

功效：清熱祛濕，殺菌止癢，滅癬。

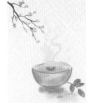

第六章

全身性皮膚病

科技日新月異，但皮膚病的種類有增無減，其中疑難雜症甚多。西周時代就專設「瘍醫」治療皮膚疾病。《外科理例》記載「外科必本乎內，知乎內以求乎外」。皮膚學科是中醫特色療法的優勢學科，根據中醫理論進行辨證論治，結合理法方藥，對治療一些由於自身免疫病功能失調、變態反應病和遺傳性皮膚病效果良好。

6.1 濕疹（濕瘡）

/ 濕疹患者病情漫長

濕疹（Eczema）是一種變態反應性皮膚炎症。筆者臨床多年，接觸不少由初生嬰兒至成年的濕疹病患者，「早發現，早治療」往往是痊癒的關鍵。部分患者更是屬於過敏體質遺傳而引起的特應性皮炎（Atopic Dermatitis）。這類濕疹又稱「頑固性濕疹」，病程長而反覆難癒。

/ 急性與慢性交替發作

臨床按皮損表現分為急性濕疹及慢性濕疹兩大類。急性以出水、紅、腫、熱、痛為主；慢性以皮膚乾燥及增厚為主。若患者曾誤信某些非專業治療，服用過多寒涼藥物而破壞脾胃功能，或長期使用激素而產生激素依賴性皮炎，皆會令病情惡化。

/ 濕疹主要臨床症狀

濕疹屬中醫學「浸淫瘡」、「濕瘡」等範疇，多發於身體摺縫處，如腋下、四肢關節、頸部等，起丘疹或水泡，分佈對稱。病程後期，水泡破裂、滲液，出現紅色濕潤的糜爛面，待炎症消退後，表面結痂。以上過程可反覆多次，愈癢愈去抓搔，搔破才能止癢。

/ 「風、濕、熱、瘀」成發病關鍵

中醫學角度認為，本病多因先天稟賦不足，反覆外感，風、濕、熱、瘀等病邪客於肌膚，內外之邪相搏，充於腠理，蘊結於皮膚而發病；加上病久傷陰耗血，脾胃失調，又令皮膚失養，形成惡性循環，使病期纏綿難癒。

/ 急則治標，緩則治本

治療上，應標本兼顧，「急則治其標，緩則治其本」，內外並治以整體與局部結合的原則，既重視風、濕、熱、

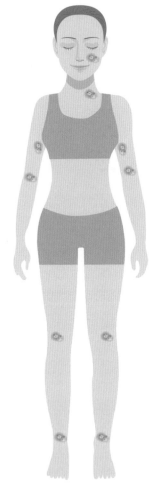

濕疹多發於身體摺縫處，如腋下、四肢關節、頸部等。

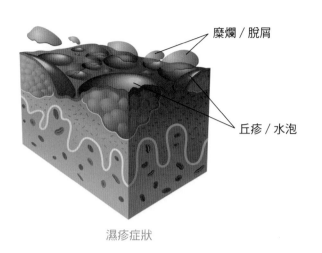

糜爛／脫屑

丘疹／水泡

濕疹症狀

瘀的外在表現。待病情緩解後，則健脾助運以治其本，配合飲食調護脾胃對病情的康復尤為重要。

/ 辨證分型與治法

一、風熱蘊結型

症狀： 發病急，皮疹呈紅斑、丘疹，泛發全身，瘙癢劇烈，抓破出血，大便秘結或溏泄，小便黃。舌質紅，舌薄白或黃，脈弦數。

治法： 清熱祛濕，祛風止癢。

二、濕熱互結型

症狀： 發病迅速，皮損發紅作癢，滲液淋漓，味腥而黏或結黃痂，或沿皮糜爛，大便黃或赤。舌紅，苔黃或黃膩，脈滑數。

治法： 清熱利濕，涼血止癢。

三、脾虛濕盛型

症狀： 皮膚瘙癢、脫屑或局部皮膚肥厚，皮損表面常有粟粒丘疹或水泡，時輕時重；伴胃脘滿悶，食納欠佳，口中黏膩，大便不成形或頭硬尾軟。舌質淡，苔膩，舌邊有齒印，脈細或滑。

治法： 健脾祛濕，祛風止癢。

四、血虛風燥型

症狀：病程日久，皮疹浸潤肥厚，色素沉着，脫屑乾燥，伴瘙癢。舌質紅
或淡，苔少，脈數。

治法：滋陰潤燥，養血止癢。

/ 「濕疹三戒」加快康復

筆者多年來診治成人及兒童各種濕疹，除內服外治的藥物外，還
不斷提醒病人及家屬，濕疹患者的飲食、生活起居配合亦是治病的關
鍵要素。給患者重要的忠告就是「濕疹三戒」：戒口、戒抓癢、戒熱
水浴。

正如前面所述，濕疹的外在可能成因包括：接觸致敏原，如灰
塵、羊毛、花粉、寵物的毛和皮屑等，以及食物中的蛋白質，如蛋、
海產、奶類、牛肉、花生等等。因此，患者應對生活環境多加注意，
對某種食物過敏者，必須嚴格戒口。

濕疹是非常痕癢的，所以要盡量剪短指甲，不要搔抓；一旦抓損
皮膚，有可能受感染而加重病情。禁用熱水、肥皂或消毒藥水洗澡，
洗澡的時間不宜過久，亦不要用毛巾或海綿大力磨擦皮膚以免刺激皮
膚。應選用吸汗、通爽的純棉衣物，冬天禦寒的毛質衣服不要直接接
觸皮膚，應以棉質衣物隔開。患者的衣物必須將洗衣粉徹底過清。

飲食宜清淡，少食油膩和辛辣食品，多食蔬果，保持大便暢通。

另外，避免精神緊張和過度勞累。在精神緊張、失眠、情緒變化
加上感冒等情況下，均可能出現濕疹或使原有濕疹加重。

詩博士醫話

【知其不可為而為之】

　　許多濕疹患者自幼已受到病魔折磨，長期治療耗費金錢，還不斷摧殘患者的心身靈。整個治療過程中，不但考驗病人的信心和意志，同時考驗着醫者的經驗和耐性。中醫面對這些免疫系統低下的頑固疾病，仍然發揮到「知其不可為而為之」的作用，既治病，亦治身與心！醫者通過良好的溝通解析病情進展，和得到患者與家人的配合與理解，更要多加鼓勵，否則患者未能堅持整個療程，未見其效而容易放棄治療，實在非常可惜！

【護膚保濕是濕疹皮炎的秘密武器】

　　由於皮膚的角質層經常處於發炎狀態，皮膚角質層變得薄又非常乾燥敏感。如果使用激素一段時間後，容易患有激素依賴性皮炎，皮膚表皮層愈發薄而敏感乾燥。加上濕疹患者皮膚的免疫功能低下，出現超級惡菌「金黃葡萄球菌」而造成皮膚更加乾、紅、癢。除了內服湯藥外，我常囑咐患者必須長期保持皮膚清潔和保濕滋潤狀態，防止因為過乾而狂抓！事實證明，做好護膚保濕，的確可以減少緩解濕疹皮炎的痕癢狀況。

【濕疹三戒助康復】

　　我的濕疹病人一定聽過我提醒必須要「戒口、戒抓癢、戒熱水浴」。除了常規服藥，必須加強患者日常生活的保養護理，才能戰勝這個十分難搞的世紀難治之症。

清熱息風止癢茶

材料

蒲公英 10 克、金銀花 10 克、杭菊花 5 克、防風 5 克、玄參 5 克、白蒺藜 10 克、甘草 3 克。

做法

先將所有材料洗淨，加適量清水，大火煮開後轉小火煎煮 20 分鐘，隔渣後，一日分數次，代茶飲用。

功效

疏風清熱，涼血解毒。

適用

各種急性期的濕疹。

健脾祛濕潤燥湯

材料

山藥 15 克、炒扁豆 15 克、茯神 15 克、百合 10 克、北沙參 10 克、南北杏各 10 克、陳皮 3 克。

做法

先將所有材料浸洗乾淨，加適量清水，大火煮開後轉慢火煎煮 1 小時即可；可加適量冰糖作甜食。此方也可加豬瘦肉、胡蘿蔔、粟米等煲湯食用。

功效

清熱祛濕，滋陰潤肺。

適用

各種慢性期的濕疹。

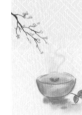

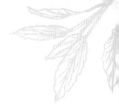

6.2 蕁麻疹（癮疹）

/ 蕁麻疹來去如風又無蹤

蕁麻疹（Urticaria）是一種辨識度非常高的皮膚病之一。蕁麻疹俗稱「風疹塊」，中醫學又稱「癮疹」，其命名來自於其特徵，蕁麻疹起病急速，皮損以大小不等風團為主，一般發病後數小時內，迅即消退，時起時消，不留痕跡，難以捉摸，來去如風，故被稱為風疹、癮疹。

/ 蕁麻疹發病病源難尋

風疹發病病例近年急速增多。在社會科技進步的同時，我們卻面對化工食品、藥物濫用、基因改造等生態污染。對於風疹發病病因，現代醫學單純認為食物或藥物敏感引起發病，排除遺傳因素，有些患者可毫無病史，找不到致敏原，最終被歸納為精神壓力導致免疫系統失調引起的變態反應。目前尚沒有針對性的西藥治療，多處方抗敏藥或止痕藥。這些奇難雜症對沿用中醫經典方的學院派是一項重大挑戰，臨床考驗着醫者的能耐，冀以古方今用，與時並進。

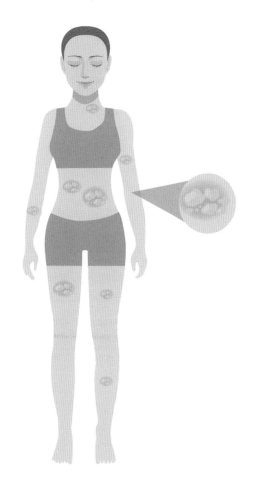

/ 過敏反應可大可小

發病季節多見於春夏或秋冬風邪盛行之時。臨床表現以皮膚發生風團為主，風團大小不等，呈鮮紅色或淡紅色，奇癢難耐、伴有劇烈針刺感或灼熱感。一般發病後數小時內，風疹迅即消退，不留痕跡。然而，風疹可發生在身體任何部位，嚴重時可累及黏膜，如風團發生在咽喉黏膜上，會導致呼吸困難，甚至有窒息的危險。尤其此病發生在小兒身上，兒科如啞科，小朋友不懂求助，故父母不應忽略其嚴重性而延遲求醫。

/ 中醫認為「血行風自滅」

蕁麻疹屬中醫學「鬼風疙瘩」、「癮疹」的範疇。病因分為外因和內因。外因多為外感寒熱風邪，蘊積肌膚，營衛失調所致；內因以素體稟賦不足，營血不足，血虛生風，或血中伏熱引發。故病理以「風」為主，「風盛則癢」，治療以祛風、養血為主，故謂「治風先治血、血行風自滅」。臨床分急性蕁麻疹和慢性蕁麻疹，病程超過 6 週以上為慢性蕁麻疹。

/ 中醫蕁麻疹的命名與發病特點

古籍《諸病源候論》、《神農本草經》、《丹溪心法》等常用「風瘙癮疹」來命名蕁麻疹，非常貼切又形象化地概括了蕁麻疹的病因、特點、主要症狀和皮損。「風」是指蕁麻疹與風邪關係密切，風為六淫之首、百病之長，可單獨或夾其他邪氣侵襲人體，導致蕁麻疹發生，又因風性善動數變，與風團時而在一個部位出現，時而移動到其他部位出現的特點相似。「瘙」即瘙癢，是蕁麻疹的主要特點，使患者苦不堪言。「癮」即隱，指風團時隱時現，發病迅速，消退也迅速，有如神秘刺客隨時偷襲患者。「疹」是指其皮損形狀特點。

/ 辨證分型與治法

一、風熱相搏型

症狀： 風團色紅，相互融合成片，狀如地圖，瘙癢難忍，伴有灼熱感，遇熱加劇，得冷則減；兼症或見口渴心煩，咽喉腫痛。舌質紅，苔薄黃或少苔，脈浮數。

治法： 疏風清熱。

二、風寒外束型

症狀： 風團色淡紅或白，遇風遇冷加重，得溫則減，冬重夏輕，惡風畏寒。舌質淡紅，苔薄白，脈浮緊。

治法： 禦風散寒，調和營衛。

三、氣血兩虛型

症狀： 風團淡紅色，或與膚色相似，反覆發作，勞累後加重，頭暈神疲，面色㿠白。舌質淡，苔白脈細緩。

治法： 養血益氣，祛風止癢。

四、陰虛血熱型

症狀： 風疹色暗不鮮，日輕夜重，可伴劃痕，心煩氣躁，口乾。舌紅苔少，脈沉細。

治法： 滋陰清熱，涼血消風。

五、腸胃濕熱型

症狀： 風團片大、色紅、瘙癢劇烈，多與飲食不節有關。常伴脘腹疼痛，神疲納呆，惡心嘔吐，大便秘結泄瀉。舌紅，苔黃膩，脈滑數。

治法： 清腸利濕，祛風止癢。

／ 急性不留邪，慢性養精血

急性蕁麻疹若不能及時治療，往往容易發展為慢性蕁麻疹，慢性反覆發作而成難治之症。筆者臨床觀察，此病多因營衛不和，再反覆外感，未能及時治療，外感傳裏所致。無論是中醫的風、寒、濕、熱、毒引起的感冒，或西醫學的細菌性、病毒性感冒，均可於體內潛伏許久，影響免疫力，即中醫所謂「留邪」，閉門留寇。中醫治上焦如羽，如能及早就醫，可更快痊癒。

久病傷及氣、血、精、津。津液以水分為主體，作為血液的一部分，構成人體和維持生命活動的基本物質之一，分佈於人體每個角落，有調節臟腑，平衡陰陽的作用，故患者在日常飲食方面可以多挑選一些祛風除濕，養血生津的食物。

詩博士醫話

【蕁麻疹亂塗外用藥阻邪外透】

有些患者因為發病時出現灼熱、紅腫、痕癢症狀，往往用道聽途說來的所謂「偏方」亂塗亂洗，例如冷水或性質寒涼的外用塗劑。不單不能解救病情，更可能加重病況！身體出疹是免疫系統在努力向外排毒、驅散風寒之邪的行動，亂用寒冷的藥物可能阻斷了人體正常的免疫反應，使風邪內留，後患無窮。應該盡快尋找正規醫生進行診治。

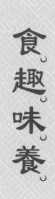

食趣味養

竹蔗茅根湯

材料

淡竹葉 10 克、甘草 3 克、浮萍 6 克、白茅根 15 克、胡蘿蔔 1 條、馬蹄半斤、竹蔗 1 斤。

做法

將所有材料洗淨,放入煲內,加清水適量,大火煮開後轉小火煎煮 1 小時,隔渣後飲用。

功效

滋陰清熱,涼血透疹。

紫蘇糖薑茶

材料

紫蘇葉 6 克、防風 6 克、生薑 3 片、紅糖適量。

做法

將所有材料洗淨,放入煲內,加水 2 碗,大火煮開後轉小火煮 20 分鐘,調入紅糖即可飲用。

功效

祛風解表,溫中散寒。

益氣固表瘦肉湯

材料

黃芪 12 克、五爪龍(五指毛桃)12 克、防風 9 克、白朮 9 克、紅棗(去核)4 粒、生薑 3 片、豬瘦肉 4 兩、鹽適量。

做法

將瘦肉洗淨、飛水、切塊;其他材料洗淨,全部放入煲內,加清水適量,大火煮開後轉小火煮 1 至 2 小時,加鹽調味即可。

功效

益氣固表,養血祛風。

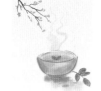

6.3 帶狀皰疹（蛇串瘡）

/ 生蛇引致後遺神經痛

相信不少人曾聽過坊間流傳：生蛇（蛇串瘡）圍繞身體一圈便會死，到底是真是假？其實此傳言純屬無稽之談，在醫學上並無根據，更沒有因此而死亡的病例。嶺南地區俗稱「生蛇」的帶狀皰疹（蛇串瘡），多由一條神經線受病毒感染，繼而形成一條蛇串狀紅疹圍繞患處，這個情況並不代表病情嚴重。然而，若生蛇因治療不當出現併發症，如肺炎、腦炎等，則隨時可致命。而且，部分預後較差的患者會遺下局部神經痛，稱「後遺神經痛」，患者有灼熱疼痛，非常難受。

/ 生蛇會傳染嗎？

生蛇的學名為「帶狀皰疹」（Shingles），屬中醫學「蛇串瘡」、「纏腰火丹」、「火帶瘡」、「蛇丹」等範疇。由於病發時皰疹呈帶狀，像蛇般環繞身體，故俗稱「生蛇」。一般由水痘帶狀皰疹病毒潛伏或殘留在身體內神經末梢，當人體免疫力低下時，它便現身突襲。因此，生蛇發病是自身病毒與免疫系統的關係，不會經由他人傳染而生蛇。但如從未感染過水痘、或沒有接種預防水痘疫苗的人，若接觸生蛇病人的患處分泌物，便有機會受感染而出現水痘。

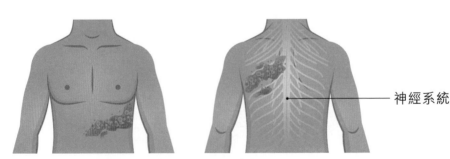

神經系統

帶狀皰疹多發於腰、胸及腹部。

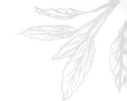

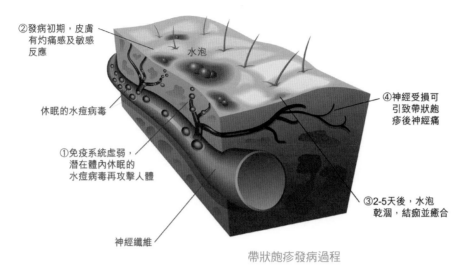

②發病初期,皮膚有灼痛感及敏感反應

水泡

休眠的水痘病毒

①免疫系統虛弱,潛在體內休眠的水痘病毒再攻擊人體

神經纖維

④神經受損可引致帶狀皰疹後神經痛

③2-5天後,水泡乾涸,結痂並癒合

帶狀皰疹發病過程

/ 生蛇最怕發生在眼、耳

　　本病好發於春、秋兩季,可發生於任何年齡。患者主要出現急性皮膚帶狀皰疹,伴劇烈的神經痛為主要特徵,多發於腰、胸及腹部,較少發生於四肢及頭面部。發病後的 1-3 日內,患部皮膚出現不規則紅斑,繼而成為密集式丘皰疹,迅速變成粟粒大小的透明清徹水泡,周邊紅暈,2-5 日內水泡由透明變得渾濁,慢慢乾涸結痂。患者應把握黃金 72 小時內及早求醫,不但能減輕痛楚,加快痊癒,最重要是減低併發症發生的機會。儘管痊癒後一般不留疤痕,但患者不可忽視其嚴重性,若皰疹發生於眼部或耳部,有機會損害視力或聽力,絕不可掉以輕心!

/ 中醫治療帶狀皰疹甚少遺留神經痛

　　中醫學認為帶狀皰疹病因可分為外因、內因。外因主要為邪毒侵襲,風、濕、熱、火邪鬱於臟腑,經絡受阻而成;內因多由於情志內傷,肝氣鬱結,久而化火生毒,循肝膽經外發而成;或飲食不節,脾

失健運，濕熱內生，外溢肌膚，感受外邪，搏結化毒而發。若正氣不足，濕毒蘊蒸，經絡失疏，致使氣滯血瘀，則常遺留疼痛不休或刺痛不止。中醫治療生蛇，以中藥內服根除病因，外加針灸及敷藥治療，促進患部康復，裏應外合，一般預後良好，甚少復發或遺留神經痛。

/ 辨證分型與治法

一、肝膽濕熱型

症狀：皮損見紅斑，水泡明顯，主要發於肝膽經循行的部位。患處疼痛及灼熱，伴有口苦咽乾，煩渴胃呆，小便黃赤，大便乾結或稀爛不暢。舌質紅，苔黃膩，脈弦滑數。

治法：清肝利膽，祛濕解毒，涼血止痛。

二、脾胃濕熱型

症狀：皮疹見水泡數量多，皰壁較鬆弛，易破，糜爛滲液，主要發生於腹部及下肢，疼痛較肝膽濕熱型輕，伴有口渴不欲飲，胃納減退，腹脹便溏。舌質淡紅，苔白膩，脈緩或滑。

治法：健脾祛濕，清熱解毒。

三、氣滯血瘀型

症狀：皰疹基底瘀紅，血皰或皰疹大部分已消退或已結痂脫落，但患處仍疼痛不止；伴精神疲倦、失眠、煩躁。舌質暗紫，苔白，脈弦。

治法：行氣疏肝，化瘀止痛。

/ 生蛇最忌惱怒

生蛇引起的火灼般疼痛，足以令鋼鐵意志之人頓時變得脆弱而敏感。然而，生蛇發病與肝氣鬱結關係最為密切，故學會疏解暴躁、憤怒、憂思等不良情緒，保持心情舒暢，也是遠離生蛇的重點之一。

/ 患者的日常調養與飲食

患者應保持皮膚清潔，換上寬鬆柔軟的衣服，避免衣服摩擦皮膚；患者感瘙癢時亦不應搔抓，以免水泡破裂，發生二次感染。飲食方面，忌辛辣刺激、煎炸燒烤、煙酒，以清淡飲食為主，多選擇一些清熱利濕的食材，例如苦瓜、冬瓜、生薏苡仁、馬蹄等等。

詩博士醫話

【切忌亂發脾氣和煩躁易怒】

臨床很多患者都有肝膽火旺兼肝膽濕熱的情況，精神緊張，容易煩躁動怒。每見及此，叮囑患者放下脾氣，保持心境平和愉悅，病情會容易康復。甚麼藥都比不上好心情，很多病都是「氣」出來的。

【生蛇真的會圍成一圈死人嗎？】

臨床很少出現這個情況，雖然發病部位每個人都不一樣，有些患者太擔心會加重病情。我會安慰患者必須放鬆心情，安心讓醫生幫忙處理好病情。中醫內服藥加上外用藥，效果很好。

清熱花草茶

材料

金銀花 12 克、野菊花 10 克、夏枯草 12 克、蒲公英 20 克、連翹 10 克、玄參 12 克、赤芍 6 克、紫草 12 克、甘草 3 克。

做法

先將所有材料洗淨，放入煲內，加適量清水，浸泡 15 分鐘，用大火煮開後，轉用小火煎煮 30 分鐘，隔渣後，一日分數次用。

功效

清熱解毒，清肝涼血。

健脾化濕飲

材料

綿茵陳 12 克、雞蛋花 5 克、木棉花 5 克、土茯苓 20 克、紫草 12 克、薏苡仁 20 克、扁豆衣 5 克。

做法

先將所有材料洗淨，放入煲內，加適量清水，浸泡 15 分鐘後，用大火煮開，然後轉用小火煎煮 30 分鐘隔渣後，一日分數次用。

功效

清熱利濕，涼血祛風。

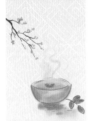

6.4 紅斑狼瘡（紅蝴蝶瘡）

/ 紅斑狼瘡到底是斑還是瘡？

紅斑狼瘡（Lupus Erythematosus, 簡稱 LE）是一種自身免疫性疾病，屬於結締組織病的範圍。大部分患者早期呈面頰鮮明的紅斑及皮疹，像被狼咬過的傷痕而命名。臨床主要分為盤狀性紅斑狼瘡（Discoid Lupus Erythematosus, 簡稱 DLE）和系統性紅斑狼瘡（Systemic Lupus Erythematosus, 簡稱 SLE）。由於近年本病有日漸增多的趨勢；女性發病率高於男性，平均發病年齡是 27-29 歲。

/ 盤狀性紅斑狼瘡 vs 系統性紅斑狼瘡

紅斑狼瘡的發病緩慢，臨床表現呈多樣性變化。盤狀性紅斑狼瘡損害以局部皮膚為主，是紅斑狼瘡中較輕的類型，少數可伴輕度內臟損害，亦有少數病例可轉變為系統性紅斑狼瘡。系統性紅斑狼瘡則常累及多個臟腑器官系統，如病情早期即發生的狼瘡性腎炎，病變持續多年，最終演變成腎損害。

/ 如何確認患有紅斑狼瘡？

由於臨床上系統性紅斑狼瘡患者較多，以下是紅斑狼瘡的診斷標準以供參考：皮損方面，以面顴部呈蝴蝶狀紅斑，伴紅色皮疹或丘疹。另外，有不同程度的光線過敏、口腔潰瘍、發熱、脫髮、關節炎、漿膜炎（胸膜炎 / 心包炎）、腎病變、精神 / 神經病變、免疫學病變、抗核抗體異常等。

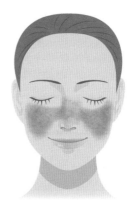

紅斑狼瘡症患者可見面顴部呈蝴蝶狀紅斑，伴紅色皮疹或丘疹。

/ 現代醫學對抗紅斑狼瘡

上世紀 50 年代，紅斑狼瘡症患者死亡率可高達 5 成。至今，醫學界仍無法根治紅斑狼瘡，但亦不意味着醫學束手無策。現代醫學認為本病病因主要是遺傳、內分泌和環境因素的綜合因素引起免疫功能紊亂而產生過量的自身抗體而發病。一般通過早期診斷與治療，可最大限度減緩病情惡化，降低器官受損的程度，大大提升患者的存活率。西醫目前治療以激素和免疫製劑為主。患者除了要忍受疾病自身帶來的痛楚，治療期間服食激素等藥物所出現的副作用，更是苦不堪言。

/ 中醫對紅斑狼瘡的認識

根據紅斑狼瘡大多具有臉部皮膚紅斑損害，由於系統性紅斑狼瘡形如「蝴蝶」，近代中醫皮膚大師趙炳南稱之「紅蝴蝶瘡」；而盤狀性紅斑狼瘡中醫稱「鬼臉瘡」。紅斑狼瘡也屬中醫的馬纓丹、日曬瘡、痺症、水腫、心悸、脅痛、溫毒發斑等範疇。

中醫認為紅斑狼瘡發病有先天和後天兩大因素。先天因素主要是素體稟賦不足，腎陰虧虛；後天因素主要是七情內傷，勞倦過度，六淫邪毒侵襲以及陽光毒、藥毒、飲食不節等。內外致病因素相搏，陰陽失調，氣血失和，瘀阻脈絡，五臟六腑受損及皮、肉、筋、脈、關節等失養而致生本病。本病為本虛標實，虛實夾雜之病，病機以腎陰不足，陰虛內熱為主。正虛是發病主要因素，外邪則為致病條件。故中醫的治療大法主要是扶正與祛邪，臨床治療必須結合辨證與辨病。

/ 辨證分型與治法

一、熱毒熾盛型

症狀：見於系統性紅斑狼瘡活動期。面部蝶形紅斑或手足紅斑鮮艷或紫紅，伴有高熱，煩躁，口乾渴，或神昏譫語，抽搐，或關節肌肉疼痛，大便乾結，小便短赤。舌紅絳，苔黃，脈洪數。

治法：清熱涼血解毒。

二、陰虛內熱型

症狀：見於系統性紅斑狼瘡輕中度活動或穩定期。斑疹淡紅，伴有不規則發熱或持續低熱；或五心煩熱，口乾、失眠，顴紅盜汗，口腔潰瘍，牙齦腫痛；或關節、足跟痠痛，脫髮，月經不調，量少或閉經，大便乾結，小便黃赤。舌紅少苔，脈細數。

治法：滋陰清熱。

三、脾腎陽虛型

症狀：多見於狼瘡性腎炎病人。面色無華，眼瞼、下肢浮腫，形寒肢冷，腰膝痠軟，口淡納呆，大便溏薄，小便清長或短。舌淡胖有齒痕，苔白，脈沉細。

治法：溫腎壯陽，健脾滲濕。

/ 紅斑狼瘡患者的日常護理

患者日常生活要勞逸結合，適當休息與運動，避免服用誘發紅斑狼瘡的藥物。

紅斑狼瘡容易因為紫外線照射而加重，外出要注意防曬，塗太陽油外，長袖衣服和太陽眼鏡、傘或潤邊帽、口罩，最好都穿戴齊全。避免接觸 X 光或強光源。

精神調理也非常重要，應保持樂觀開朗，消除恐懼心理，家人多關心患者，避免精神刺激。

紅斑狼瘡會影響荷爾蒙的變化，病情活躍期較易有流產現象，應避免懷孕。在懷孕間期或生產後幾週到幾個月內，較易使病情惡化。

/ 藥食同用助控制病情

飲食方面要加強營養的攝取，多食新鮮蔬菜水果，忌食酒類與辛辣刺激食物。因為紅斑狼瘡患者屬於陰虛為主，有內熱、血熱的多，故食物適宜平補、清補為主；對部分脾腎陽虛、氣血虧虛患者可採

用溫補法和清補法。食物選鬆軟可口、新鮮容易消化、營養豐富之食物，如海洋生物：花膠（魚鰾）、烏賊（墨魚）、牡蠣（蠔）、章魚、蛤蜊等具有滋陰養血，補腎益精功效；也同時含有大分子膠原蛋白、肌紅蛋白、胱氨酸等營養物質，易於人體吸收和利用。另外也可選食用菇菌類、新鮮蔬菜水果，保持食物營養的多元化，也可幫助紅斑狼瘡患者的改善病情和康復。

詩博士醫話

【紅斑狼瘡患者可以結婚生孩子嗎？】

紅斑狼瘡患者很多都是輕中年婚戀期的女性患者，臨床一般會告誡患者，尤其是有使用激素的，必須待病情穩定後，停用激素一段時間後才可以正常懷孕生孩子，但整個懷孕期間必須繼續由醫生定時檢查，也可以用中藥繼續調理，確保孕婦和胎兒健康。

【內調外養家人支持 可緩解病情】

日常可選食營養美味並具滋陰補氣作用的食物。避免精神緊張，保持良好心情，適當運動，增強免疫系統，特別是家人的理解支持，有助紅斑狼瘡患者的康復。

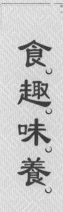

食趣味養

山藥枸杞花膠燉湯

材料
山藥 20 克、枸杞子 10 克、太子參 15 克、茯神 15 克、花膠（已發泡好）50 克、陳皮半個、蜜棗 1 粒、豬瘦肉 250 克、鹽適量。

做法
1. 花膠預先處理好；豬瘦肉飛水後洗淨切厚片，陳皮浸軟刮瓤，其他材料洗淨瀝乾。
2. 所有材料一同放入燉盅，加入適量冷開水，燉盅放進大煲加適量熱水，用大火煮開後，轉小火燉煮 2-3 小時後，加鹽調味，即可食用。

功效
滋陰健脾，益氣，補肝腎。

適用
紅斑狼瘡非活躍期患者的調理。

注意：外感發熱者不宜。

靈芝石斛瘦肉湯

材料
薄蓋靈芝（或紫靈芝）15 克、石斛（乾品）15 克、豬瘦肉半斤、陳皮半個、蜜棗 2 粒、鹽適量。

做法
1. 豬瘦肉飛水後洗淨切厚片，陳皮浸軟刮瓤，其他材料洗淨瀝乾。
2. 所有材料一同放入燉盅，加入適量冷開水，燉盅放進大煲加適量熱水，用大火煮開後，轉小火燉煮 2-3 小時後，加鹽調味，即可食用。

功效
滋陰清熱，補虛調胃。

適用
紅斑狼瘡患者的日常調理。

注意：外感發熱者不宜。

青蒿二至清虛熱茶

材料

青蒿 5 克、地骨皮 10 克、女貞子 10 克、墨旱蓮 5 克、甘草 3 克、玄參 10 克、牡丹皮 10 克。

做法

先將所有材料洗淨，放入煲內，加適量清水，浸泡 15 分鐘，用大火煮開後轉用慢火煎煮 20 分鐘，隔渣後飲用。

功效

清虛熱，滋陰涼血，祛斑解毒。

適用

紅斑狼瘡活動期患者的調理。

注意

脾胃虛寒或泄瀉者慎用。

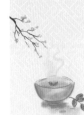

6.5 銀屑病（白疕/牛皮癬）

/ 受盡異樣目光的銀屑病

皮膚是人生中一件最美的衣裳，美麗乾淨的肌膚總會讓人忍不住多看幾眼，但有些皮膚病患者卻遭受着同等量的異樣目光。銀屑病（Psoriasis），俗稱「牛皮癬」，是一種常見的慢性皮膚病。「癬」泛指真菌感染所致皮膚病，如腳癬、股癬、頭癬等，具高度傳染性。古希臘時，人們認為牛皮癬是眾神的詛咒，強迫牛皮癬患者外出時須搖鈴，以防被傳染。然而，牛皮「癬」偏偏不是癬，是一種自身免疫系統引起的皮膚，不具傳染性，卻一直被誤解，令牛皮癬患者常常遭受異樣目光。1956 年全國皮膚病會議上，專家們一致通過以「銀屑病」取代牛皮癬作為正式學術名稱。

/ 銀屑病如同皮膚病中的癌症

銀屑病被視為皮膚病中的癌症。晚清名臣曾國藩亦患有銀屑病，每晚要侍從幫他搔癢才能入睡，終生未能痊癒。曾有調查顯示，本港每 1,000 人中約有 4 人患有銀屑病，6 成半人患者病程達 10 年或以上。患者長期受病魔折磨，不但失去健康，亦因為外觀問題，徹底失去自信，嚴重影響日常生活及正常的社交活動，部分患者更有焦慮和抑鬱的傾向。

/ 銀屑病從何而來

現代醫學仍未能找出銀屑病的病發原因，一般認為由遺傳、病毒、代謝障礙、內分泌問題、免疫系統、神經精神等因素，引起表皮細胞過度增生，角化不全及炎症反應。現時，西藥治療能有限度地控制此病，大部分患者最後須接受生物製劑治療，卻不能斷尾，而且病情反覆易復發，有冬重夏輕的發病規律。

/ 早期銀屑病易被當作濕疹

銀屑病是一種慢性鱗屑性皮膚病，由於好發於部位多在頭部、背部、四肢伸側，尤以肘、膝關節伸側，與濕疹皮損部位相似，故早期經常被誤診為濕疹而延誤治療。銀屑病的典型症狀包括皮損為紅色丘疹或斑疹，亦可融合成大片者，其邊緣清楚，上面覆蓋多層乾燥銀白色鱗屑，刮去後可見透明薄膜，除掉此膜下露點狀出血現象，伴有不同程度的瘙癢，男性發病率高於女性。

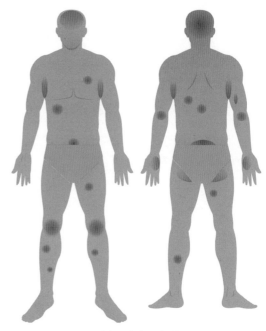

銀屑病多發部位

/ 甚麼是銀屑病關節炎

這是免疫系統除了攻擊皮膚細胞外，同時攻擊關節，與類風濕關節炎病徵相似。部分患者在發病數年後，可能出現關節腫脹、僵硬、疼痛，甚至變形，稱為「銀屑病關節炎」。銀屑病關節炎分多種，當中最嚴重的一型是「殘毀性關節炎」，可令關節變形，影響日常生活。

/ 銀屑病久病當治「血」

中醫稱銀屑病為「白疕」，是臨床常見的一種紅斑鱗屑性皮膚病，病情發展緩慢，容易復發，影響患者的身心健康。中醫對銀屑病早有記載，如《醫宗金鑒·外科心法·白瘤》記載：「生於皮膚，形如疹疥，色白而癢，搔起白皮，由風邪客於皮膚，血燥不能榮養所致」。本病屬

中醫學「白疕」、「乾癬」、「松皮癬」、「風癬」等範疇。初起多為風寒或風熱之邪侵襲人體，以致營衛失和，氣血不暢，阻於肌表而生；或兼濕熱蘊積，外不能宣泄，內不能利導，阻於肌膚而發。病久則氣血耗傷，血虛風燥，肌失濡養而導致血不榮膚。部分患者因調治不當，熱毒流竄，入於營血，造成氣血凝滯，故皮損厚硬。銀屑病病情纏綿難癒，容易復發，故治療本病應以「血」論治，毒邪為標。邪毒入體後，因患者多因先天稟賦不足，或血氣不和，導致外邪有機可乘。

根據銀屑病的臨床特徵，可分為尋常型、紅皮病型、膿皰型與關節病型 4 種。其中以尋常型銀屑病臨床最為常見，發病急、病程長、易復發，且具有明顯的季節性。

/ 辨證分型與治法

一、風熱血熱型

症狀： 皮損不斷增多，自覺瘙癢，常於夏季加重，伴有怕熱，小便黃赤，大便乾結。舌紅，苔薄黃，脈滑數。

治法： 疏風消熱，涼血化斑。

二、血虛風燥型

症狀： 皮疹不擴大，或有少數新疹，但皮膚乾燥，小腿前側肥厚，或有苔蘚樣變。在關節伸側可有皸裂，疼痛，可伴頭暈眼花，面色㿠白。舌淡苔薄，脈濡細。

治法： 養血祛風潤燥。

三、濕熱蘊結型

症狀： 多發於腋窩、腹股溝等皺襞部位，紅斑糜爛，浸漬滲液、瘙癢，或掌跖部有膿皰，陰雨季節加重，伴胸悶納呆，神疲乏力，下肢沉重，或帶下增多，色黃。苔薄黃膩，脈濡滑。

治法： 清熱利濕。

四、血瘀內阻型

症狀： 病程較長，反覆發作，經年不癒，皮損紫暗或色素沉着，鱗屑
較厚，有的呈蠔殼狀，或伴有關節活動不利。苔薄舌有瘀斑，脈
細澀。

治法： 活血化瘀，養血潤燥。

╱ 好心情硬着頭皮走過「牛皮癬」

銀屑病不是不治之症，但是本病的病程長、復發率高；既困擾病
人，亦令醫生懊惱，使病人容易對治療失去恆心和信心而放棄治療！
但患者自身必須認識到本病的頑固性特點，治療上須持之以恆，「硬着
頭皮」克服自卑、抑鬱等不良情緒，有利於控制病情和加快好轉。

 詩博士醫話

【銀屑病患者別小看普通傷風感冒】

銀屑病病程長，一般以急性發作期及緩解期交替出現。當中，
誘發本病急性發作的誘因很多，上呼吸道感染是其中之一。曾有調
查顯示，因感冒等感染而誘發銀屑病佔很高比例。從現代醫學角度
解釋，即免疫力低下可導致人體免疫功能紊亂，容易誘發銀屑病。
從中醫學角度，如上述所言，病久耗傷氣血，加上感染外邪，營衞
失和，阻於肌表而生。建議患者就算小病亦應及早就醫，解除病
因，才能真正解除問題。

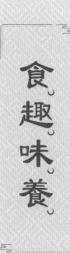

涼血雪梨飲

材料

白蒺藜 10 克、白茅根 10 克、雪梨乾 15 克、牡丹皮 5 克、生地黃 10 克、紫草 10 克、無花果 4 粒。

做法

將材料全部洗淨,放入煲內,加適量清水浸泡 15 分鐘,用大火煮開後,改用小火煎煮 30 分鐘,即可隔渣服用。

功效

清熱疏風,涼血潤燥。

祛濕老鴿湯

材料

土茯苓 20 克、赤芍 10 克、澤瀉 12 克、炒扁豆 10 克、薏苡仁 20 克、綠豆 30 克、陳皮 1 角、老鴿 1 隻（或豬瘦肉 300 克）、鹽適量。

做法

1. 先將老鴿洗乾淨,去除內臟,飛水約 5 分鐘後斬件,備用。
2. 薏苡仁、綠豆和陳皮分別用清水浸透,洗淨,備用。
3. 將其他材料全部洗淨,一同放煲內,加入適量清水,大火煮開後,改用小火繼續煮至 1.5 小時,加鹽調味即可飲用。

功效

清熱利濕,涼血解毒。

6.6 結節性癢疹（頑濕聚結）

/ 最癢皮膚病「結節性癢疹」

「瘙癢」是眾多皮膚病的自覺症狀，像蕁麻疹、濕疹、特應性皮炎或蟲咬皮炎等，而稱得上「最癢皮膚病」應該就是「結節性癢疹」（Prurigo Nodularis）了。患部呈持續性劇烈瘙癢，多在遇熱、運動、出汗、情緒波動時加劇，常常忍不住用力搔抓，從而使患處抓破、出

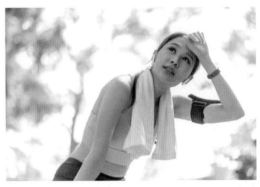

結節性癢疹的症狀多在遇熱、運動、出汗、情緒波動時加劇。

血。患者長期處於「瘙癢—搔抓—加重—更癢」的惡性循環之中，夜不能寐、坐立不安，嚴重影響了患者的生活品質和精神情緒。

/ 結節性癢疹有別於蚊叮蟲咬

一般來說，大多數被蚊蟲叮咬的的紅腫痕癢疼痛三數天就會消散，但某些體質人士，或其他因素影響，受昆蟲叮咬後，皮膚受損，會形成經久不癒的丘疹或結節，並可能發展成長期有劇烈瘙癢的結節性癢疹。

/ 激素對頑固癢疹療效不理想

現代醫學認為此病原因不明確，可能與蚊子、蠓、臭蟲等昆蟲叮咬，腸胃功能紊亂，內分泌失調等有關，病程可持續多年並反覆發作。治療以內服抗組織胺、鎮靜劑、免疫抑制劑或糖皮質激素，外塗

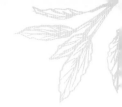

激素為主，但在病程較長的患者上，療效並不太理想。最後，可能需要應用生物製劑、冷凍治療等。

/ 本病的臨床特徵

本病好發於四肢伸側及手足背部，腰圍，臂部，尤以小腿前側多見，伴劇烈瘙癢。原發皮疹一般呈獨立散在，呈堅硬而表面光滑的半球狀結節，大小如黃豆至櫻桃，正常皮色、褐紅或深褐色。嚴重時可呈疣狀，周圍還可出現色素增深或是繼發苔蘚化改變。

/ 結節性癢疹為「頑濕聚結」

中醫稱本病為「頑濕聚結」或「馬疥」，是一種以皮膚結節為典型皮損，以劇烈瘙癢為主要症狀的慢性炎症性皮膚病，常見於中年女性。中醫稱此病為「頑濕聚結」，因患者多受昆蟲叮咬，皮膚受損，濕毒入侵肌膚，日久不去，滯留在經絡，瘀阻血脈而成。筆者認為，本病多與「風濕熱毒瘀」有關，濕熱毒蘊，氣滯血瘀為病機關鍵，患者素蘊濕熱，火毒濕熱之邪侵犯肌膚，與瘀血互結，阻滯氣血經絡，結聚皮膚腠理而發病。

/ 中醫特色治療還原無「癢」人生

本病初起時多為肝脾兩臟失調，兼感外邪風毒，或昆蟲叮咬，毒汁內侵，導致風、濕、熱邪聚結於肌表，阻隔經絡，凝滯氣血，形成結節而作癢。中醫治療此病多採用清熱除濕、散結逐瘀、搜風剔絡等治療方法。由於患

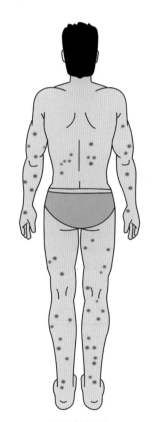

結節性癢疹

者病程多數較長，病邪深阻，因此往往常規藥物不能深入經絡，常需在處方中加入一些蟲類中藥，具有較強走竄疏通經絡之品，起到搜風剔絡、逐瘀解毒的作用，臨床效果更佳。臨床證型分為濕毒證和血瘀證，主要內服中藥，並以湯劑外洗，外敷中藥膏或藥貼，配合針刺、艾灸等方法，臨床療效理想。

/ 辨證分型與治法

一、濕毒型

症狀： 病程較短，皮損為結節。表面略有粗糙，色澤灰褐，瘙癢劇烈，部分搔破則滲血，或結血痂。舌淡紅，脈弦數或弦滑。

治法： 除濕解毒，疏風止癢。

二、血瘀型

症狀： 病程較長，皮損硬實呈現結節性增生，表面粗糙，經久不消，皮損色紫暗，瘙癢難忍。舌淡紅，脈遲緩或澀。

治法： 活血軟堅，除濕止癢。

/ 患者的日常調養與飲食

　　患者應盡量避免到郊外蚊蟲多的地方，萬一出動就必須加強防蚊、防蟲措施，例如使用防蚊液和穿長袖衣服，一樣都不能少！如果不幸患上「結節性癢疹」，感到劇癢難耐，也要避免強烈胡亂抓搔患處，不用熱水燙洗，不濫用刺激強烈的外用藥物。此外，保持心情舒暢，避免生氣動怒，適當運動，充足休息。飲食清淡，多吃些新鮮蔬菜和水果；忌食辣椒、酒、海鮮、羊肉、蝦蟹、辛辣刺激性食物及熱性水果（如芒果、榴槤、荔枝、龍眼）等。必須「早發現，早治療」！

詩博士醫話

【更年期女性容易患上結節性癢疹】

　　結節性癢疹患者多以處於更年期前後的女性為主。年過半百，經氣半虛；肝腎虧虛，月經紊亂；加上家庭婚姻、孩子的教育問題等等；女性的下肢靜脈回流差，久站久坐，運動不足等因素，都可以引起氣滯血瘀，風、濕、熱、瘀聚於下肢的症狀。建議中年女性，必須保持適當運動，避免心情鬱悶，可以避免和緩解結節性癢疹。

涼血五花茶

材料
雞蛋花 5 克、木棉花 5 克、金銀花 10 克、夏枯草 5 克、槐花 5 克、杭菊花 5 克、玄參 10 克、赤芍 5 克、茜草 5 克、黃柏 5 克。

做法
將全部材料洗淨後，加適量清水將以上藥材先浸泡 10 分鐘；用大火煮開後，轉中至小火繼續煎 15 分鐘即可。一日分數次服用，代茶飲。

功效
清熱解毒，祛濕散結。

注意
孕婦、小兒及身體虛弱者不宜。

丹參活血飲

材料
丹參 10 克、赤芍 10 克、土茯苓 15 克、紫草 10 克、連翹 10 克、薏苡仁 15 克、甘草 3 克。

做法
將全部材料洗淨後，加適量清水將以上藥材先浸泡 10 分鐘；用大火煮開後，轉中至小火繼續煎 20 分鐘即可。一日分數次服用。

功效
祛濕利水，涼血散結。

注意
孕婦、小兒及身體虛弱者不宜。

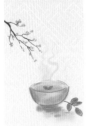

6.7 白癜風（白駁風／白蝕）

/ 無關痛癢的皮膚病「白癜風」

如上一節結節性癢疹所述，瘙癢是眾多皮膚病的自覺症狀。而「白癜風」（Vitiligo）就是皮膚病中不痛不癢的皮膚病之一。白癜風俗稱「白蝕」，是一種後天性局部或泛發性色素脫失的皮膚病，雖不痛不癢，但對於大部分人視美如命的女士們來說，外觀問題帶來的負面情緒卻腐蝕掉生命。

/ 白癜風難以重新「着色」

根據醫學統計，白癜風的發病率逐年上升，約每 100 人便會有一個人患上，其中以黃種人及黑種人的病發率較白種人高出約 2-3 倍。現代醫學對本病的發病機制仍未確實了解，一般認為遺傳、免疫、精神壓力、內分泌、代謝功能等因素，導致抑制黑色素的生成或黑化過程障礙，終至色素脫失。治療白癜風非常困難，除了根除病因，還要找回皮膚失去的色彩。

/ 白癜風 vs 花斑癬

白癜風發病以局部或泛發性色素脫失，形成白斑，邊界鮮明，無自覺症狀為特徵。本病可發生於身體的任何部位，而以四肢和頭面較常見，病程可持續終身。由於本病初起無自覺症狀，故常與其他疾病混淆，例如花斑癬（汗斑）。白癜風是免疫系統引起，不存在感染性或傳播性；而

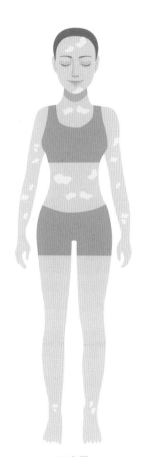

白癜風

花斑癬是真菌感染的一種淺部皮膚病（詳見本書 8.3 花斑癬一節）。患者應及早求醫，並取得專業診斷，對症下藥。

中醫治療白癜風

白癜風屬中醫學「白駁風」、「白癜」、「白蝕」範疇。雖然此病易診難治，在漫長的歷史裏，中醫學已積累了不少治療白癜風的經驗。中醫古代文獻多有記載，例如《諸病源候論》：「白癜者，面及頸項身體皮肉色變白，與肉色不同，亦不癢痛。⋯⋯此亦是風邪搏於皮膚，血氣不和所生也」。主要病機是風濕之邪搏於肌膚，氣血失暢，血不榮膚所致。本病涉及肺、肝、腎等三臟。

辨證分型和治法

一、氣血不和型

症狀： 發病時間長短不一，多在半年至 3 年左右。皮損白斑光亮，好發於頭、面、四肢，也會全身泛發。此類白癜風起病速、蔓延快，擴散成片。舌質淡紅，舌苔薄，脈細滑。

治法： 調和氣血，祛風通絡。

二、濕熱內蘊型

症狀： 皮損呈白粉紅色，或有淡紅色丘疹，發於顏面七竅或頸部。患者常感皮膚微癢，日曬後加重小便黃，大便秘結或黏膩。舌紅胖，舌苔黃厚膩，脈滑數。

治法： 調和氣血，清熱除濕。

三、氣滯血瘀型

症狀： 病程日久，皮損局限一處或泛發全身，但可停止發展，亦可發生在有外傷的局位。舌暗紅，有斑點或瘀斑，脈澀。

治法： 活血化瘀，通經活絡。

四、肝腎不足型

症狀：發病久，皮損呈乳白色，局限或泛發，皮損區毛髮變白，病情緩慢，對光敏感，皮膚乾燥，伴頭昏眼花，腰膝痠軟。舌質紅，苔少，脈細數。

治法：滋補肝腎，養血活血。

╱ 白癜風的潛在危險

白癜風造成的皮膚色素脫失雖不足以致命，但值得我們關注的是，形成疾病的病因。由於本病是自身免疫引起，有潛在合併其他免疫系統病的風險，例如甲狀腺疾病、糖尿病和血液病等。患者應及早就醫，定期覆診，緊貼病情。

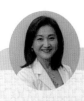 **詩博士醫話**

【白癜風 以黑治白】

日常多進食黑木耳、黑芝麻、桑椹和黑豆類等具有補肝腎，養血活血的食物。減少服用富含維生素 C 的水果蔬菜，例如橙子、柚子等；忌食辛辣發物。適當進行日光浴可助皮損恢復，但夏季不宜曝曬，否則可能越曬越白。保持心情舒暢，配合適當運動、充足睡眠可防復發。

黑白美膚茶

材料

桑椹 10 克、黑豆衣 10 克、菟絲子（紗布包煎）10 克、白蒺藜 12 克、白芍 10 克、茯苓 12 克、白朮 10 克、牡丹皮 10 克、補骨脂 5 克、女貞子 10 克、墨旱蓮 6 克。

做法

所有藥材洗淨，放煲內，加適量清水浸泡 10 分鐘；大火煮開後，轉小火煎煮約 1 小時後，隔渣後，可加適量紅糖當茶服用。

功效

疏風祛濕，理血活血，補肝益腎。

川芎白芷燉魚頭

材料

川芎 5 克、白芷 10 克、白蒺藜 10 克、黑豆 10 克、首烏藤 10 克、茯神 15 克、丹參 10 克、大魚頭 1 個、生薑、蔥、鹽、料酒適量。

做法

1. 大魚頭去鰓洗淨切塊；藥材略沖洗後用濾袋包起。
2. 將魚頭和生薑、蔥、料酒及藥材一同放入燉盅內加入適量冷開水，再放進煲內加適量熱水，用大火煮開後轉用小火燉煮 2 小時。加鹽調味即可食用。

功效

祛風利濕，行氣活血。

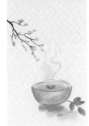

6.8 毛囊角化症（毛囊風）

/ 人體長了「雞皮膚」？

　　毛囊角化症（Keratosis Pilaris）俗稱「雞皮膚」，好發於風華正茂的青少年，不痛不癢，只是醜。我們每個人身上多多少少都會長一些小疙瘩，平常難以察覺，但當症狀嚴重起來，會在四肢、臀部和頸背蔓延成片，密集式排列，真的會讓人起「雞皮疙瘩」。

/ 切勿手痕痕去摳患處

　　毛囊角化症又稱「Darier 病」，因 Darier 於 1859 年首先發現而命名，是一種少見的，以表皮細胞角化不良為病理變化的慢性角化性皮膚病。男女均可發生，發病率相若，任何年齡均可發生，但以兒童期多見。此病有季節性，夏季加重，冬季緩解。毛囊角化症早期以細小堅實的正常皮膚色的小丘疹為

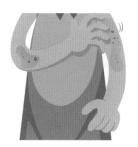

切勿手痕痕去摳患處

主，再出現油膩性、灰棕或黑色痂，後形成不規則疣狀斑塊伴惡臭為特徵；好發部位在上臂外側、大腿、頸部，甚至整個背部。因其存在甚影響美觀，讓人很想除之而後快，但用手擠、抓、摳，會使毛孔周圍的組織水腫，令毛孔開口變得更小，更容易堵塞，所以千萬不要去抓、去撓！

/ 毛囊角化症 VS 毛囊炎

　　有些人會搞混毛囊角化症與毛囊炎，兩者差別卻很大。毛囊角化症及非炎症性囊角質異常，輕者無須治療，生活及飲食管理即可；毛囊炎則是毛囊受細菌感染發生的化膿性炎症，須用藥治療。

/ 中醫個體化治療遺傳性皮膚病

現代醫學認為本病是一種染色體變異而發生的顯性遺傳皮膚病。除遺傳因素外，亦與維生素 A 代謝障礙、甲狀腺功能不全等情況有關，但以遺傳因素為主。既然是遺傳引起，也就是所謂的體質問題。中醫學根據不同體質辨證施治，能達至理想療效。

/ 「痰濕內蘊」以致毛囊風 / 毛囊角質異常

歷代中醫對本病缺乏記載，現代中醫根據其臨床特徵，稱其為「毛囊風」。中醫認為此病發生由於素體腎氣虛弱，蒸化失施，水濕內蘊，濕困脾陽；或肝鬱氣滯，肝木乘脾土；或勞倦傷脾，致脾虛血虛，肌膚失養；脾失健運，痰濕蘊於肌膚所致。

/ 辨證分型與治法

一、肝鬱脾虛型

症狀：早期在頭皮、頸、肩、胸背、四肢屈側及臀部等處的皮損為細小、堅實、正常膚色的小丘疹，無自覺症狀，或伴輕度搔癢。可出現胸悶，口苦，經常嘆息，睡不安寧而多夢，全身乏力，急躁易怒，腹脹納少，氣短懶言等。舌質淡，脈弱沉弦無力。

治法：疏肝理氣，祛濕散結。

二、脾腎虧虛濕重型

症狀：皮損處小丘疹出現不久後，即有油膩性、灰棕色或黑色的結痂覆蓋，或丘疹逐漸增大成疣狀，並常群集趨向融合，形成不規則的疣狀斑塊；皮損處可見皸裂、腫脹、淺表潰瘍、浸漬及滲出；或會出現腰膝痠重，胃口欠佳，惡心，肢體倦怠，脘腹脹滿，小便清長，耳鳴等症狀。舌體胖大，舌邊有齒痕，苔白膩，脈沉緩尺脈弱。

治法：健脾益氣，化濕利水。

/ 患者的日常調養與飲食

毛囊角化症發病有夏重冬輕的傾向。夏天天氣炎熱，流汗量大增，不易保持局部皮膚的清潔和乾爽，導致汗水、油脂、灰塵等容易堆積於毛孔，造成角質變厚。因此，最重要是注意日常清潔，保持皮膚乾爽，出汗後必須妥善清潔皮膚。

避免過度使用去角質產品，過度的摩擦不只會使皮膚受傷，還會使角質層變得更厚，可適當使用保濕護膚產品。飲食方面，日常應多吃清淡平和的食物，以及各種新鮮蔬果，忌辛辣發物及油膩食物，少吃糖分高食物，戒煙少酒。適當運動之餘，加上充足休息，保持身心輕鬆愉快，均能減少此病發生的機會。

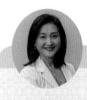 # 詩博士醫話

【少吃寒冷煎炸免招雞皮膚】

毛囊角化症患者多是發育期的青少年，平常喜歡吃香辣煎炸和冷飲，形成痰濕體質。家長必須向子女多加解釋與督促建立健康飲食和生活習慣，多吃新鮮蔬菜水果，還要早睡和多運動，別讓年輕帥哥美女們手臂長滿很醜的「雞皮膚」！

【冷氣空調，汗出不暢容易有雞皮膚】

長期處於空調室內，少運動或甚至不運動；汗出不暢，毛孔閉塞。加上考試壓力，長期使用手機和上網等等，容易造成精神緊張、鬱悶、心肝火旺和濕熱內蘊。

桃桑美肌茶

材料

桃花 3 克、桑葉 3 克、玫瑰花 5 克、杭菊花 5 克、薏苡仁 15 克、白蒺藜 5 克。

做法

將所有材料洗淨,放入煲內,加適量清水浸泡 10 分鐘,大火煮開後轉小火煎煮 15-20 分鐘,隔渣後飲用。

功效

清熱解鬱,利濕美肌。

健脾嫩膚飲

材料

扁豆衣 5 克、雞蛋花 5 克、桑白皮 6 克、百合 6 克、茯苓 15 克。

做法

將所有材料洗淨,放入煲內,加適量清水浸泡 10 分鐘,大火煮開後轉小火煎煮 15-20 分鐘,隔渣後飲用。

功效

健脾祛濕,清肺嫩膚。

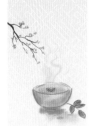

6.9 過敏性紫癜（葡萄疫）

/ 過敏性紫癜專襲兒童

小朋友都貪玩，玩耍過程難免跌跌撞撞，偶爾身體上會出現一些瘀青。家長不知情下，誤以為小孩「俾鬼搣」遇上鬼，還去廟宇求符咒來驅「邪」。或許真的該驅驅邪，但這個邪是「外邪」。過敏性紫癜常發生在小朋友感冒時，體內某種抗體攻擊自身，引致血管發炎，皮膚出現瘀斑，即「過敏性紫癜」。

/ 發病先以下肢出現瘀斑

過敏性紫癜（Allergic Purpura）是一種過敏性毛細血管和細小血管的血管炎，引起血液和血漿外滲至皮下、黏膜下和漿膜下而出現皮膚或黏膜損害。病者多數為兒童及青年，男女發病比例約為 5：1。臨床上，病發部位多集中於下肢，以皮膚或黏膜發生紫紅色瘀斑為特徵。現代醫學認為本病可能和感染（細菌、病毒、寄生蟲）、藥物致敏有關。感冒是誘發本病的重要因素之一，很多患者發病前多有發熱、頭痛、咽痛、乏力等症狀。

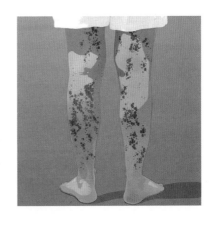

/ 最怕過敏性紫癜腎炎

皮膚的瘀斑並不可怕，瘀斑會由紅變紫，由紫變鐵鏽色，最後散去。但若延誤治療，後期可出現腸胃、關節及腎臟方面併發症。部分患者有機會併發腎炎，不管肉眼是否看見血尿，都應進行相關檢查。

/ 外邪內毒交結為病

過敏性紫癜屬中醫學中「葡萄疫」、「紫癜風」、「紫斑」等範疇。本病的發生主要是內外因素相互作用的結果。內因是稟賦薄弱，素體體質過敏；外因是外感風濕熱毒。風、濕、熱、毒等外邪侵襲人體，風熱相搏或熱毒熾盛，深入營血，傷及脈絡，導致血液運行不暢，迫血妄行，離經之血外溢肌膚而發斑。若風邪濕熱阻滯氣機，升降失常，則見腹部疼痛；流注關節，筋脈不利，則關節疼痛；濕熱毒邪傷腎，腎絡損傷，則為尿血。病位在肌膚經絡，病久則深入內臟，初起以邪實為主，病久多屬虛實夾雜。

/ 辨證分型與治法

一、風熱搏結型

症狀： 發病較急，皮疹初起鮮紅，後漸變紫，分佈較密，甚則皮損融合成片，有局部或全身癢感，伴發熱和咽痛等不適症狀，或見腹痛、關節腫痛。舌質紅，苔薄黃，脈浮數。

治法： 疏風散熱，涼血散瘀。

二、濕熱內蘊型

症狀： 皮疹集中於下肢，間見黑色血皰，皰破糜爛；常伴腿踝腫痛，多見腹痛較甚，甚則便血或柏油樣便，輕者腹微脹痛，納呆，惡心，嘔吐。舌紅或帶紫，苔白膩或黃膩，脈濡數。

治法： 清利濕熱，活血化瘀。

三、陰虛火旺型

症狀： 病程較長，反覆發作，皮疹紫紅，其色不鮮，分佈較疏，伴低熱，盜汗。舌紅，無苔或光苔，脈細數。

治法： 滋陰清熱，涼血化斑。

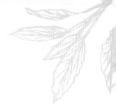

四、脾不統血型

症狀：起病緩慢，遷延日久，皮疹淡紫色，分佈稀疏；伴腹脹，便溏，惡心，納呆，倦怠無力，面色萎黃。舌淡，苔少，脈沉細或弱。

治法：健脾益氣，活血化瘀。

⁄ 患者的日常調養與飲食

　　急性期患者宜多臥床休息，病情緩解後可適當活動，但避免過度勞累。日常注意保暖，避免因受風寒外邪而感冒。在日常生活中多注意觀察有哪些食品、物品或藥品會誘發或使病情加重，避免再次接觸。飲食應盡量清淡，容易消化，少食蝦蟹、羊肉、芫荽、蘑菇、雪菜等容易引起過敏的食物，但還需根據個體過敏源不同而小心選擇。

 詩博士醫話

【健脾益氣防紫癜】

　　中醫認為「脾統血、脾主運化」，脾臟為中土，可化生萬物，人體所有的營養津血都必須依賴脾胃的功能轉化吸收。兒童為「稚陰稚陽」之體，各臟腑的生長發育仍然未完成，如父母餵養不當，過食寒涼生冷或過服寒涼藥物等，會損傷脾胃的陽氣生發，影響氣血循環和血的源頭。如果父母遺傳也有氣虛血瘀的體質，皆可影響兒童的生長發育和健康。養育下一代責任重大，父母從懷孕前就可以根據中醫的「逐月養胎法」來提早進行「優生優育」造人計劃了，即俗語所謂：「贏在起跑線」。

　　中醫古代就有很豐富的「育兒秘笈」，幫助幼兒期和兒童期的營養補給，把先天和後天都顧好，改善體質，可以避免和減少很多遺傳病。

清熱涼血銀花飲

材料

金銀花 12 克、杭菊花 10 克、玄參 5 克、茜草 5 克、牡丹皮 10 克、赤芍 6 克、甘草 3 克。

做法

先將所有材料洗淨，放入煲內，加適量清水浸泡 15 分鐘後用大火煮開後，轉用慢火煎煮 30 分鐘，隔渣後飲用。可加入適量白糖調味。

功效

清熱，祛風，涼血。

適用

急性期。

健脾養血烏雞湯

材料

黨參 15 克、白朮 15 克、茯苓 15 克、山藥 15 克、當歸 3 克、赤芍 10 克、牡丹皮 10 克、生薑 3 片、紅棗（去核）3 粒、烏雞半隻、鹽適量。

做法

先將烏雞洗淨、飛水及斬件；其他材料洗淨。所有材料同放入煲內，加適量清水，大火煮開後轉用慢火煎煮 1-2 小時，加鹽調味即可。

功效

健脾益氣，養血化瘀。

適用

慢性緩解期。

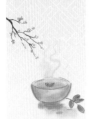

6.10 尋常疣（疣目）

/ 殺敵滅「疣」

尋常疣（Common Warts）是由過濾性病毒（人類乳頭瘤狀病毒，HPV）所引起的常見皮膚病。疣是長於皮膚表層的良性贅生物，一般無自覺症狀，可於身體任何地方生長，包括手腳、頸及頭面部，初起小如粟粒，漸大若黃豆，突出皮表，灰白色、黃色或正常皮膚顏色，表面粗糙及質硬，具傳染性。雖不影響健康，卻嚴重影響外觀，令女士們恨之入骨，加上在美容院渲染下，不惜大花金錢殺敵滅「疣」。

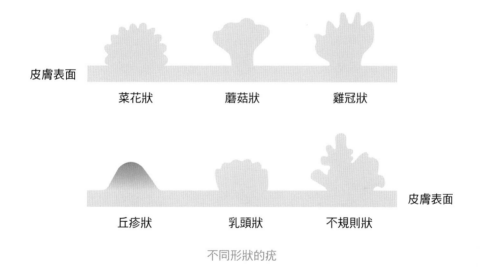

皮膚表面

菜花狀　　　　蘑菇狀　　　　雞冠狀

皮膚表面

丘疹狀　　　　乳頭狀　　　　不規則狀

不同形狀的疣

/ 是「疣」，非雞眼

人類乳頭瘤狀病毒聽起來很可怕，其實大部分疣對健康無威脅，而且不痛不癢。尋常疣好發於手足，又是皮膚表層的贅生物，常被誤當雞眼。然而，疣是具傳染性的，而雞眼則由長期受壓而產生的角質化硬結。尋常疣對健康雖無威脅，但患處擴大亦會影響到生活工作，故患者應及早尋求正規治療。

/ 美容偏方可去疣？

近年網上越來越多美容偏方，如敷蘋果醋或香蕉皮祛疣，究竟有沒有根據或效果？西醫皮膚科一般會處方水楊酸予患者外塗，傳間流傳的蘋果醋可能是取其「酸」的原理。據說蘋果醋裏的醋酸能作用於病灶部位，使疣與周圍健康的皮膚脫離，同時殺死病毒。雖不知道成效如何，但建議使用蘋果醋時要小心，因為蘋果醋的濃度未經稀釋調配，與臉部皮膚直接接觸時，有機會造成化學灼傷。

/ 中西醫治疣大不同

目前最簡單的西醫治療就是塗水楊酸藥水，或採用冷凍治療、激光治療，但復發率極高。中醫稱尋常疣為「疣目」，屬中醫學中「千日瘡」、「瘊子」、「疣瘡」等損美性皮膚病的範疇。中醫認為本病主要因外感邪毒，肝失疏泄，氣血失和，血瘀筋燥所致。除了內服中藥治療外，中醫學累積了很多經驗方可以塗抹在疣體上，例如具有清熱解毒，祛風除濕的藥物，加速疣體脫落。更多研究表示，運用針灸療法亦可促進疣體的消除。內服外治以求裏應外合，達到更佳治療效果。

/ 辨證分型和治法

一、肝鬱化熱型

病機：肝為血之臟，主一身之筋膜，若外感邪毒而客肝，可致肝經血燥，血不榮筋，邪毒外搏肌膚而發為疣。

症狀：皮疹初起，疣體較小，數目較少，大便乾結，心煩脅痛，口乾口苦。舌紅苔薄黃，脈弦。

治法：疏肝清熱，活血消疣。

二、氣滯血瘀型

病機：邪毒客肝日久，肝失疏泄，氣血失和，氣滯血瘀聚結肌膚而致。

症狀：皮疹日久，疣體較大，數目為多，質硬灰暗。舌暗紅有瘀點或瘀斑，脈弦或澀。

治法：活血化瘀，軟堅散結。

/ 患者的日常調養與飲食

　　本病經治療後康復雖快，但復發率高。患者應注意個人衛生，提防感染，特別出入公眾場所，如游泳池、健身室等。飲食方面，忌煙酒、油膩刺激的食物，多選擇一些平和的清肝祛濕食物，有效清理體內垃圾，增強體質。大病求醫，小病求己，與其把金錢放在美容院，倒不如花在自己身上。疣既是病毒引起，好比傷風感冒，一旦免疫力差，便會找上門，所以最佳預防方法是增強自身抵抗力。

詩博士醫話

【怎麼避免疣再生】

　　皮膚就是人體臟腑的一面「照妖鏡」，臟腑內氣血調和則百病少，皮膚生病長東西了，不去尋根找真正原因，便心急如焚的盲目作治療，白白浪費了身體給我們的溫馨提示小喇叭。好好把握這個健康訊號，調整好皮膚的狀態和免疫功能，疣就不會再戀上妳！

疏肝消疣飲

材料
牡丹皮 5 克、柴胡 3 克、鬱金 3 克、夏枯草 10 克、白芍 5 克、白蒺藜 5 克、甘草 2 克。

做法
將所有材料洗淨放入煲內，加適量清水浸泡 15 分鐘；以大火煮開後轉用小火煎煮 30 分鐘，隔渣後飲用。

功效
清熱疏肝，涼血消疣。

活血散疣飲

材料
牡丹皮 5 克、薏苡仁 10 克、浙貝母 5 克、香附 3 克、赤芍 5 克、玫瑰花 3 克、野菊花 3 克。

做法
將所有材料洗淨放入煲內，加適量清水浸泡 15 分鐘；以大火煮開後轉用小火煎煮 30 分鐘，隔渣後飲用。

功效
利濕祛瘀，活血消疣。

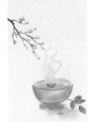

6.11 臭汗症（狐臭）

/ 普通汗臭與臭汗症的區別

汗腺屬於皮膚附屬器，也就是皮膚的一部分，人們的皮膚裏有大小汗腺；小汗腺遍佈全身，大汗腺集中在腋窩、陰部、乳頭和肚臍等處。正常的人，其汗液氣味清淡，無明顯異味，夏季大汗時或多或少會有汗臭，但洗澡後臭味不會殘留身上。

有一部分人大汗腺異常發達，致使汗液增多，汗液中的脂肪酸類物質，在皮膚表面細菌的分解作用下，散發出刺鼻的臭味，這就是臭汗症（Body Odor），俗稱「狐臭」。

/ 青春期常見臭汗症

臭汗症在溫暖潮濕的南方甚為多發，青少年尤其是青年女孩頗常見。青春期正值發育旺盛時期，內分泌功能不斷完善，大汗腺受激素影響，日益發達，故狐臭在青少年尤其是青年女子中頗為常見。這種病並沒有甚麼了不起，只要耐心而認真地矯治是無需困惑和煩惱。

/ 局部性與全身性臭汗症

全身性臭汗症多見於多汗、汗液不易蒸發和大汗腺所在的部位，如腋窩、腹股溝、足部、肛周、外陰部、臍部及女性乳房等，以致整個人帶有特殊氣味。局部性以足部及腋部臭汗症最為多見。

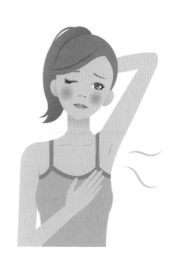

- **足部臭汗症：**常與足部多汗症伴發，有刺鼻的臭味，尤以夏季出汗後未及時洗腳時更甚。

- **腋部臭汗症**：又稱腋臭，俗稱「狐臭」。為一種特殊的刺鼻的臭味，夏季出汗時更甚，常見於青壯年。女性多見，輕重不等。到老年時可減輕，常有遺傳性，同時伴有色汗，以黃色多見。多數患者外耳道內有柔軟的耳垢，少數患者的外陰、肛門和乳暈等部位也可散發出此種特殊臭味。

/ 根治臭汗症：斬草除根？

西醫治療臭汗症主要包括保守治療，激光治療及手術治療。一般輕度的腋臭主要以保守療法為主，使用止汗噴霧、口服止汗藥物，局部使用殺菌藥物等；嚴重者採用激光直接將腋窩的汗腺破壞，從而抑制汗腺的排泄；及手術徹底清除腋窩的大汗腺。

/ 中醫治療「狐臭」有法

本病與中醫學文獻記載的「狐臭」、「體氣狐氣」相似。中醫學認為狐臭的病因病機，主要由於父母的遺傳體質，或因其濕熱鬱於皮膚腠理，臭汗外溢而成。中醫藥治療臭汗症必須辨證施治，治療大法是清熱祛濕，斂陰止汗。

/ 辨證分型與治法

一、濕熱蘊積
症狀：雙腋、外陰、乳暈散發異常氣味，運動出汗時更甚。口苦口乾，大便稀爛不暢。舌紅，苔黃膩，脈弦數或滑數。

治法：清肝利濕除臭。

二、陰虛內熱
症狀：運動時雙腋下散發臭氣，多汗，手足心熱，心煩口乾，多夢失眠，大便乾結。舌紅少苔，脈細數。

治法：養陰清熱斂汗。

/ 患者的日常調養與飲食

臭汗症患者平時要多洗澡，勤換衣服。注意保持腋窩及身體多汗部位的清潔乾燥，多穿棉質容易吸汗而透氣的衣服；體胖者建議減重及適當運動；避免過吃辣椒、燒烤、油炸食物、甜品及乳製食品等；飲食適宜清淡易消化；多喝具清熱健脾祛濕作用的湯水及茶類；適當可噴塗止汗劑、香水或用沉香等熏香祛除臭味；保持心情平和調暢，減少動怒。

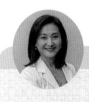 # 詩博士醫話

【楊貴妃也有狐臭的煩惱】

相傳中國古代四大美人之一的唐朝楊貴妃，素患狐臭之疾，平日除使用沉香薰香之法，洗澡時更加入玫瑰花及丁香等中藥材祛除難聞又惱人的體味，才能獲得到唐玄宗的「三千寵愛在一身」。

【祛除濕熱，滋陰補氣，臭汗拜拜】

人體的汗腺正常排泄並不會產生太大的臭味。如果有異常，就表示濕熱毒素超標。汗血同源，氣隨汗脫，汗液出現異味可能與濕熱、血熱和氣陰兩虛有關。根據中醫理論，日常可試試用西洋參或太子參、玫瑰花、雞蛋花泡茶服用。此外，必須保持健康有序的生活習慣，少喝酒，少吃肥甘厚膩或寒涼食品；適當運動，保持心情愉悅，氣血運暢。

可能楊貴妃太喜歡吃嶺南的荔枝，又要與唐明皇飲美酒、唱歌跳舞吃美食，所以濕熱上火，氣陰兩虛才患狐臭之疾的吧！

祛濕清熱五花茶

材料
夏枯草 10 克、金銀花 10 克、杭菊花 10 克、槐花 10 克、玄參 10 克、雞蛋花 10 克、木棉花 10 克、甘草 3 克。

做法
先用清水沖洗所有材料洗淨放入煲內，加適量冷水，浸泡 10 分鐘；大火煮開後用小火煎煮 15 分鐘倒出藥液，再加熱水翻煎 10 分鐘；混合兩次煎出藥液分 2-3 次飲用。

功效：清熱祛濕，解毒除臭。

適用：濕熱型臭汗症患者。

洋參石斛斂汗茶

材料
石斛 5 克、西洋參片 5 克、麥冬 5 克、五味子 5 克、烏梅 2 個。

做法
所有材料先用清水略洗，然後放入保溫杯內，加入適量熱開水浸泡 30 分鐘；全日多次飲用。可添水再泡。

功效：清熱養陰，益氣斂汗。

適用：陰虛內熱型臭汗症患者。

臭汗症外用洗劑

材料
荊芥 20g、藿香 20g、丁香 10g、黃連 10g、大黃 20g、枯礬 15g。

做法
將所有材料先浸泡 15 分鐘，大火煮開後以小火煎煮 30 分鐘；隔渣待涼後，外洗患處。

注意：皮膚過敏者、兒童及孕婦慎用。

第七章

兒童皮膚病

嬰幼兒和小童的皮膚保護機能不如成人，較易受到刺激及傷害。本章介紹三種常見的兒童皮膚病，包括特應性皮炎（兒童濕疹）、手足口病和麻疹的中醫藥治療。

7.1 特應性皮炎（四彎風／兒童濕疹）

/ 特應性皮炎發病率高

特應性皮炎（Atopic Dermatitis，簡稱 AD）又稱特應性濕疹、異位性皮炎、頑固性濕疹和遺傳過敏性濕疹等，是一種慢性及復發性的變態反應性皮膚病。患者超過 90% 為兒童及青少年。臨床表現以長期反覆發作的皮膚瘙癢和皮損為主，嚴重影響患者身心健康。

患病率近年伴隨都市化及生活環境飲食結構的變化而明顯上升。在西方國家發病率約 10-20%，英國媒體報道特應性皮炎發病率 50 年來增長了近 3 倍；中國醫學界的資料指過去 20 年間特應性皮炎發病率升高 10 倍，有超過 250 萬青少年受到此病的困擾，而香港近年的 AD 患者數量也急劇增長，以嬰幼兒、兒童和青少年為主。

/ 特應性皮炎 vs 濕疹

濕疹的皮損與特應性皮炎無明顯差別；濕疹皮損形態和部位與年齡階段無特定關係；濕疹患者或家屬中常無遺傳過敏史。而特應性皮炎卻具有早年發病、皮損形態及部位隨年齡不同而表現出不同的特點，患者本人或家屬中多有遺傳過敏史。

/ AD 患者多是嬰幼兒及兒童

本病多於出生後 2-6 個月發病（50% 患者以上在出生後 2 年以內發病），但也可發生於任何年齡。男性患者略多於女性。患者身體出現多種形狀的皮疹，主要表現包括：紅斑、丘疹、丘皰疹、滲出結痂、苔蘚樣變和皮膚抓痕、皮膚乾燥、繼發感染，多伴有瘙癢感。患者皮損有一定的時相性特徵。在不同的年齡階段，典型皮疹的分佈部位及皮損表現有所不同。

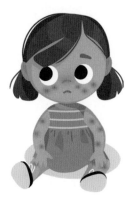

特應性皮炎

/ 西醫仍未有根治 AD 方法

西醫認為此病發病與遺傳有關，約 70% 病例有家族過敏史（如哮喘、過敏性鼻炎、過敏性皮炎等）。其他因素如免疫反應異常、情緒精神因素、病菌感染、氣候及生活環境。大部分患者血清免疫球蛋白 E（Immunoglobulin E, 簡稱 IgE）總值或特異 IgE 增高。臨床表現為：顏面、四肢、軀幹慢性反覆發作性濕疹樣皮炎，皮疹可呈苔蘚樣變，有頑固性瘙癢。年齡不同，皮疹的分佈部位及皮損表現也不同。頑固復發傾向是治療 AD 的最大障礙。西醫目前還未有根治特應性皮炎的有效治療方法，治療 AD 主要是緩解症狀，常規治療包括避免觸發因素、潤膚劑、皮質類固醇激素類局部外用藥物、抗組胺藥物控制瘙癢、抗生素控制感染等。

中醫對特應性皮炎的認識

特應性皮炎屬於中醫的「四彎風」、「奶癬」、「胎斂瘡」、「血風瘡」及「浸淫瘡」等疾病的範疇，是一種慢性、反覆發作性、變態反應性皮膚病，又稱「異位性皮炎」或「遺傳過敏性濕疹」。以皮膚瘙癢，嬰兒和兒童面部或四肢伸側部位的濕疹，成人屈側部位的濕疹和慢性皮炎為是本病的主要臨床表現。

《外科正宗·奶癬》描述奶癬：「兒在胎中，母食五辛，父餐炙煿，遺熱與兒，生後頭面遍身發為奶癬，流脂成片，睡臥不安，搔癢不絕。」與特應性皮炎有類似之處。《醫宗金鑒·外科心法要訣·四彎風》：「此證生在兩腿彎、腳彎，每月一發，形如風癬，屬風邪襲人腠理而成，其癢無度，搔破津水，形如濕癬。」描述了特應性皮炎的病因病機及臨床表現。

特應性皮炎的病因病機

中醫認為患者先天稟賦不耐的特異性體質是本病的發病基礎。先天稟賦不足，腠理不密，衛外功能不固，難以耐受正常範圍內的外界刺激，易感風濕熱等外來邪氣，聚結肌膚；小兒心常有餘，脾常不足，心緒煩擾致心火內生，脾運不足則濕邪困阻，心火脾濕外走肌膚；素體脾胃虛弱，恣食辛辣刺激食物，化熱生濕，浸淫肌膚；或五志不遂，化熱生風，淫鬱肌膚而發。病久則傷陰耗血，生風生燥；或脾失健運，濕從內生，濕性黏膩而纏綿難癒。

本病病位在心、肝、脾臟。急性發作期多責之於心，慢性期責之於肝、脾。初起和急性發作者多為心脾積熱、風濕熱困；病久和緩解期多為脾虛濕蘊或陰虛血燥。

/ 中醫治療強調「清心健脾」及「內外兼治」

　　根據年齡階段，皮疹分佈與表現，按嬰兒期、兒童期、青少年期而辨證施治。中醫認為 AD 症候表現為「本虛標實」，基本治療大法是「健脾瀉心，清熱利濕，祛風止癢」。其發病基礎為先天稟賦不足、脾失健運、易生內濕；後天飲食不當，如進食腥發海產、奶蛋類及辛辣之品，助濕化熱，促使內蘊濕熱外發肌膚；或因山嵐濕熱之邪侵襲及其他物質刺激等；內外合邪，浸淫肌膚而發病。尤其嬰幼兒患者，心火偏亢，脾虛濕困常為發病之始。特應性皮炎患者普遍出現的皮損肥厚、乾燥、脫細屑、胃口差、大便稀爛和皮色黯紅、肌膚甲錯[3]、目眶黑圈、舌質略淡、脈沉細澀等臨床表現，多因脾運不健，濕邪阻絡，血虛血瘀而致。

/ 辨證分型與治法

　　內治法可分 4 型治療：

一、心脾積熱型

症狀：發病迅速，皮膚潮紅，皮疹可發生於身體各處，但以面頰、四肢常見；皮疹以紅色丘疹、斑疹和斑丘疹為主，伴少數水泡和丘皰疹，抓癢明顯，伴有少數糜爛；滲液不多，結黃色痂皮，大便乾燥，小便黃。舌邊或舌尖紅，苔薄黃或薄白，脈弦數。本型多見於嬰幼兒期及兒童期。

治法：清心泄火，利濕止癢。

---

③ 肌膚甲錯是指人體皮膚發生局部或廣泛的乾燥粗糙、觸之棘手，形似魚鱗的變化。《金匱要略》名「肌膚甲錯」；《諸病源候論》稱「蛇身」、「蛇體」、「蛇皮」、「蛇鱗」；後世依其症狀有「蛇胎」、「蟾皮症」、「蛤蟆皮」等異名。

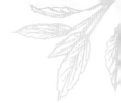

二、脾虛濕蘊型

症狀：久病不癒，反覆發作，自覺瘙癢，時輕時重，皮損乾燥，覆有鱗屑，或有丘疹、水泡、糜爛及滲液等；伴面色蒼白，神疲乏力，飲食減少，腹脹便溏。舌質淡，苔膩，脈細弱或沉滑。本型多見於嬰幼兒期及各型的緩解期。

治法：健脾益氣，燥濕止癢。

三、濕熱蘊結型

症狀：發病急，局部皮損發紅，初起皮疹為風團樣紅斑或淡紅色扁平小丘疹，繼而皮疹逐漸增多，粟疹成片，色淡紅或褐黃，或小水泡密集，瘙癢無休；伴小便短赤，大便溏或秘結。舌質紅，苔黃膩，脈弦數或弦滑。本型多見於兒童期。

治法：清熱利濕，涼血養陰，祛風止癢。

四、血虛風燥型

症狀：患者病情遷延，反覆發作。皮損色淡或灰白，皮膚肥厚、粗糙、乾燥，脫屑瘙癢，伴抓痕、血痂、色素沉着。口乾津少，舌質紅或淡，苔少，脈沉細或細弱。本型多見於成人期。

治法：滋陰潤燥，養血活血，息風止癢。

外治法

一、急性期

選用清熱解毒，利水滲濕，祛風止癢的中藥外敷或外洗患處。

二、慢性期

選用滋陰潤燥，祛風止癢的潤膚油或膏劑，塗抹皮膚患處。

三、針刺療法

主穴取大椎、曲池、足三里，配穴取血海、合谷、三陰交，亦可根據發病部位不同在附近取阿是穴。

四、按摩療法

嬰幼兒及兒童可以用捏脊法、摩腹法或按摩足三里等，健脾祛濕，開胃助消化，可以調理各臟腑功能。

/ 預防勝於治療

特應性皮炎病因複雜，病程慢性，容易反覆，患者往往具有一定遺傳因素，與免疫反應變異及精神因素有關；也與感染、氣候及生活環境等相關。增強體質、改變環境、避免接觸已知的過敏源，往往已能讓部分患者病情得到緩解，甚至痊癒。多數患者在出生後 2 個月至 2 周歲內發病，隨年齡增長逐漸改善，一般在 2 歲內可逐漸好轉或痊癒。少數蔓延至兒童期仍反覆發作，在學齡期後不能好轉的部分患者，更可遷延不癒至青年期，甚或成人期。

/ 「濕疹三戒」與護膚保濕

AD 患者的日常護理非常重要，尤其是嬰幼兒及兒童，要細心指導患兒及家長，了解疾病的發生及日常正確護理方法。

筆者臨床要求病人：濕疹三戒：「戒口、戒抓癢、戒熱水浴」。忌吃海鮮及牛羊肉等食物，避免蛋白質食物誘發過敏；調整腸胃功能，防止腹瀉或便秘。勿用接觸刺激性清潔用品。避免受到毛織類衣褲及環境刺激，如油漆過敏。夏天時，要避免於室外受陽光曝曬。應注意生活規律，保持個人清潔衛生，適當增加戶外活動，增強抵抗力。避免精神緊張及過度勞累，保持心情愉快，盡量避免傷風感冒。皮膚日常清潔後，必須塗抹適合的保濕護膚品，防止皮膚乾燥和保護皮膚免受外來刺激，對 AD 患者是極為重要的日常護理方法。

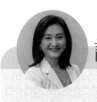

詩博士醫話

【兒童濕疹着重清心肝、調脾胃】

AD 患者以嬰幼兒和兒童為主，多有體質偏虛，免疫系統功能低下、先天遺傳不足，後天必須加強調理脾胃功能。兒童都有心火亢盛、肝熱的情況，往往出現情緒多動、煩躁不安、睡眠差、大便秘結或黏膩的情況。根據《黃帝內經》所說：「諸痛瘡瘍，皆屬於心」，和兒童「肝常有餘、脾常不足」的中醫理論，臨床治療各型的特應性皮炎患者，筆者多採用健脾祛濕，清心平肝的方法。辨證論治，再根據實際情況調整適合的理法方藥，效果頗佳！

【春夏與秋冬 AD 轉季大爆發】

每年的春夏轉季及秋冬轉季期間，都是 AD 患者的「噩夢」和「難關」！春夏季天氣溫暖潮濕，尤其是香港的嶺南潮濕天氣，俗稱「回南天」，容易滋生各種微生物、病毒與細菌，是很多特應性皮炎和濕疹患者，特別是嬰幼兒童 AD 患者的「噩夢」開始。眼見家長疲於奔命的四處訪尋中西名醫，甚至偏方神醫，以解兒女因為極度煩躁和痕癢而抓得「皮開肉爛」的苦況，確實令人慘不忍睹，聞者心疼。

秋冬季節天氣乾燥又寒冷，皮膚容易出現乾燥痕癢，特別對乾性濕疹和特應性皮炎 AD 患者是嚴重考驗。而春夏與秋冬季節又是所有傷風、感冒和季節性流感的旺季，都可引發各種特應性皮炎再次爆發。有些患者因為發病時出現灼熱、紅腫、痕癢症狀，往往用道聽途說來的所謂「偏方」亂塗亂洗，例如冷水或性質寒涼的外用塗劑。殊不知不單不能解救病情，更可能加重病況！身體出疹是免疫系統在努力向外排毒、驅散風寒之邪的行動，亂用寒性的藥物可能阻斷了人體正常的免疫反應，使風邪內留，後患無窮。應該盡快尋找正規醫生進行診治。

詩博士醫話

【成功關鍵靠父母和照顧者配合】

　　筆者臨床多年以來，曾治療過很多不同病種的兒童患者。兒科大夫古代稱「啞醫」，因為嬰幼兒未能語言，狀同啞巴，所有症狀皆從父母和照顧者的轉達告知，大大增加治療難度！很多時候母親是上班族，照顧者包括外籍褓姆、外公外婆、爺爺奶奶等，要收集患者的資料，非常困難。如何確保父母和照顧者能正確煎煮和餵食中藥，加上外洗、外用藥物比較多，又要忌口等，臨床常常要花數倍時間與精力才能達到成效，充滿挑戰！AD病情複雜，容易復發，皮膚瘙癢。縱觀整個治療過程，充分考驗醫者的溝通努力、耐性與持久力，也考驗了患兒父母的執行力、信心與治病決心！

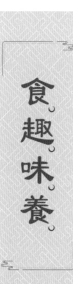

食趣味養

健脾祛濕湯

材料
山藥 20 克、炒扁豆 20 克、茯神 20 克、百合 15 克、薏苡仁 20 克、南杏、北杏各 10 克、蜜棗 2 粒、陳皮 1 個、鹽適量。

做法
先將材料浸洗乾淨，加適量清水，大火煮開後轉慢火煮 1 小時即可加鹽調味飲用。亦可配合豬瘦肉、胡蘿蔔及粟米煲湯。

功效
健脾祛濕，潤肺利水。

適用
各種慢性期的濕疹，伴有皮膚乾燥痕癢，胃納欠佳和疲倦症狀。

注意
傷風感冒發熱者不宜。

健脾祛濕粥

材料
茯苓 12 克、山藥 12 克、炒扁豆 10 克、百合 10 克、陳皮 1/3 個、豬肉 100 克、白米或糙米 30-50 克、鹽適量。

做法
先將米和所有材料洗淨，山藥和扁豆浸軟，豬肉剁碎調味待用。將所有材料（豬肉除外）放入煲中，加適量水煮粥，約 1 小時後加入已調味豬肉拌勻，再煮約 5 分鐘，即可調味食用。

功效
健脾祛濕，潤肺利水。

適用
脾虛有濕、大便不暢或黏膩、皮膚乾燥的兒童。

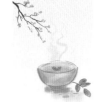

祛濕安神七星茶

材料
生麥芽 12 克、扁豆衣 3 克、鉤藤 10 克、茯苓 10 克、燈心草 3 克、雞蛋花 3 克、蟬蛻 3 克。

做法
將材料洗淨，加適量清水，大火煮開後轉小火煎煮 30 分鐘倒出藥液，再加適量熱水翻煎 10 分鐘後倒出藥液。隔渣後混合分 3 次服；也可以用來沖調奶粉飲用。

功效
健脾祛濕，平肝息風，助消化。

適用
濕熱症狀兼有煩躁不安、眠差、胃納欠佳、皮膚瘙癢的兒童。

寧神健胃開奶茶

材料
茯神 10 克、山藥 10 克、糙米 15 克。

做法
將材料洗淨，加適量清水，大火煮開後轉小火煎煮 45 分鐘倒出，隔渣後分數次全日代水飲用；也可以用來沖調奶粉飲用。

功效
健脾祛濕，寧神安眠，助消化。

適用
脾虛有濕兼體瘦、皮膚乾燥、胃納欠佳、大便偏硬或黏膩的兒童。

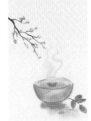

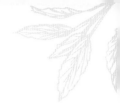

外用洗劑：雙花清熱祛濕洗劑

材料
金銀花 30 克、野菊花 20 克、白蒺藜 20 克、白鮮皮 20 克、黃柏 15 克、黃芩 15 克、甘草 10 克。

做法
先用適量冷水將藥材浸泡 20 分鐘，用中火煮開後轉用小火繼續煎煮 30 分鐘，倒出藥液，再加適量熱水翻煎 15 分鐘；隔渣後混合兩次藥液，待涼後外洗患處，並留起少量，用多層紗布貼敷皮膚患處。

功效
清熱解毒，祛濕利水，消風止癢。

適用
特應性皮炎患者兼有急性炎症症狀（如皮膚紅腫、滲液、瘙癢）。

注意
皮膚有傷口或嚴重過敏症狀者慎用。

7.2 手足口病（手、足、口毒）

手足口病（Hand, Foot and Mouth Disease）由多春夏季開始，高峰期一般為 5 月至 7 月，多發生於 5 歲以下的嬰幼兒，常被稱作「小兒手足口病」。

/ 手足口病專襲小兒

手足口病是由腸道病毒引起的常見傳染病，以柯薩奇病毒（Coxsackievirus）和腸病毒 71 型常見。大部分患兒可在 7-10 天內自行痊癒，而且預後良好。其中，腸病毒 71 型引致的手足口病可能引致嚴重併發症（如腦膜炎、腦炎及類小兒麻痺症癱瘓等），甚至死亡，故家長們仍不能掉以輕心。家長們要細心觀察小兒的病情，如出現持續高燒、神情呆滯等，病情沒有改善，應立即求醫。

/ 主要病徵

- 潛伏期約 3-7 天
- 初期多會出現發燒
- 口腔黏膜出現散在皰疹，手、足和臀部出現斑丘疹及皰疹；皰疹周圍可有炎性紅暈，皰內液體較少，並會疼痛潰瘍
- 可伴有咳嗽、流涕、食慾不振等症狀

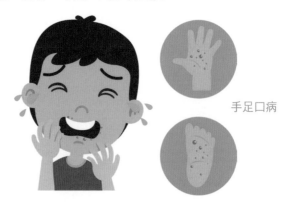

手足口病

/ 成年人患手足口病病情更重

由於有些家長兒時未患過手足口病，自身對某類型腸病毒並沒有抗體，故面對要照顧患上手足口病的子女時，隨時亦會受感染。當小孩已染病，家長們應適當停工，留在家中照顧患兒，並注意勤洗手，對患兒用過的衣物和用具進行消毒。因為，大人染手足口病一般比小兒病情嚴重。若不及時治療，或缺乏休息，可致預後欠佳，如手足皰疹因潰瘍再受細菌感染後形成頑固皮膚病。

/ 西醫治療仍欠良策

現代醫學至今仍未有針對手足口病的特效藥或疫苗，一般是處方退燒藥和消炎藥給患者，並囑咐患者多喝水和在家休息，待患者透過自身免疫調理而自行痊癒。

/ 中醫治療手足口病切忌過於苦寒

從中醫角度，認為本病多與風、濕、熱、毒之外邪為患，外邪客於腠理，加上患者本身正虛，衛外不固，濕熱內阻，正邪相搏而成。總治則主要是疏風清熱，利濕解毒。中醫藥在治療手足口病上，有較好的效果，但由於本病多發生於小兒，小兒型體嬌嫩，屬於「稚陰稚陽」，生長發育未完全成熟，加上小兒的生理特點有「肝常有餘、脾常不足」的特色，所以治療小兒手足口病的患者，必須「用藥如用兵」，用藥及藥量上切忌過於苦寒滑利，以免損傷小兒正氣，祛邪同時兼顧脾胃功能，一般初期以清熱解毒、祛風利濕為宜；病癒後再用健脾益氣，祛濕開胃之法調理，增強人體免疫力。

/ 辨證分型與治法

一、風熱濕毒型

症狀： 發病初期，手掌、足底出現小水泡，口腔黏膜點狀潰瘍及疼痛，或伴有發熱，咳嗽，流鼻水，喉嚨痛。舌質偏紅，苔薄黃，脈浮數。

治法： 疏風清熱，涼血解毒。

二、濕熱毒盛型

症狀： 手、足水泡多而大、基底鮮紅，口腔潰瘍，疼痛明顯，甚至影響進食，伴發熱，全身不適，小便短赤，大便乾結。舌紅，苔黃膩，脈滑數。

治法： 清熱利濕，涼血解毒。

/ 飲食清淡並做好個人防護

發病期間，患者應注意飲食清淡，服食容易消化之品；忌辛辣燥熱、煎炸肥膩食品及海鮮、牛羊等發物，以免助熱生濕，影響康復。並經常保持雙手清潔，尤其在觸摸口、鼻或眼之前和後，使用含 75% 的酒精搓手液潔淨雙手；保持個人清潔，勤換衣服被褥，不要與他人共用毛巾或其他個人物品。避免集體活動，以免再次感染其他疾病。

詩博士醫話

【學校是手足口病傳播的熱門地點】

春夏多濕多熱的天氣滋生各種細菌和病毒，年假後開始上學，小朋友防病意識未成熟，集體活動時容易透過接觸到患者的鼻或喉嚨分泌物、唾液而染上手足口病。家長必須多叮囑兒童在學校多注意個人衛生，做好常洗手、多喝水等預防措施，可減少患病機會。

【藥食同源　預防勝於治療】

家長平時多注重兒童的營養吸收，食物品種選擇要多元化、避免偏食。兒童有「肝常有餘、脾常不足」的生理特色，根據中醫理論，可以適當服食有健脾祛濕、清心平肝功效的藥食同源食品，例如珍珠粉、燈心草、生薏苡仁、炒薏苡仁、蓮子、百合、山藥、茯苓等，增強人體免疫功能。

【兒童發病急傳播快　早發現早治療】

身體不舒服，兒童一般不會主動告訴家長，可能照顧者更早知道，尤其媽媽是上班族的話，很多時候回到家已經很晚。所以及早知道子女的健康狀況，特別是身體出現不舒服，應盡早找醫生檢查治療。中醫強調「未病先防，既病防變」，尤其兒童生病的傳變速度比成年人更快，防止兒童病情加重，家長應加強監測。

祛濕止癢五花茶

材料
金銀花 6 克、杭菊花 6 克、雞蛋花 5 克、木棉花 5 克、槐花 5 克、防風 5 克、甘草 3 克、玄參 5 克、白蒺藜 5 克。

做法
將所有材料洗淨後，加入適量清水浸泡 15 分鐘後，大火煮開後轉小火煎煮 30 分鐘，隔渣，分數次飲用，可加適量冰糖調味代茶飲用。

功效
清熱解毒，利濕透疹。

適用
手足口病初期的預防與緩解。

健脾祛濕瘦肉湯

材料
豬瘦肉 300 克、山藥 20 克、茯神 20 克、炒扁豆 20 克、百合 15 克、生薏苡仁 20 克、炒薏苡仁 10 克、陳皮 1 個、無花果 3 個、蜜棗 2 個、胡蘿蔔 1 條（小）、粟米 1 條。

做法
豬肉先出水洗淨，其他材料洗淨；將所有材料放入煲中，加入適量熱開水，大火煮開後，轉小火煮 2 個小時，加適量鹽調味後飲用。

功效
健脾祛濕，潤肺清肝，寧神利水。

適用
手足口病日常預防或病癒後的調理。

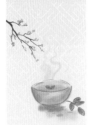

7.3 麻疹

　　麻疹（Measles）是由麻疹病毒感染引起的急性呼吸道疾病，是一種自限性疾病，具有高度傳染性。典型的麻疹症狀通常包括高熱、咳嗽、流鼻涕、流眼淚、口腔麻疹黏膜斑；當首發症狀出現的 3-5 日後出現全身的斑丘疹，出疹期間發熱更高。病後大多可獲得終身免疫。常見併發症有支氣管炎、肺炎、咽喉炎、扁桃腺炎等。

/ 麻疹潛伏期長莫掉以輕心

　　麻疹近年發病率上升，為甚麼接種疫苗未必有效預防麻疹？因為麻疹的潛伏期可長達 21 天，一般為 7-18 天，由麻疹病毒所引起，傳染性極高，不分男女或老少皆有機會發病，尤其多發於免疫力較差的兒童。麻疹可透過空氣中的飛沫或直接接觸病人的鼻喉分泌物而傳播，病人從出疹前 4 天至出疹後 4 天內可把病傳染給別人。

/ 主要病徵

　　麻疹是由麻疹病毒引起的進行呼吸道疾病，傳染性極高。病情初起會高熱發燒、咳嗽、流鼻水、雙目流淚及畏光，口腔黏膜出現白點。3-7 天後皮膚會出現斑丘疹，通常會由頭面部擴散至全身，維持 4-7 天，亦可能長達 3 星期，留下褐色瘢痕或出現脫皮。若不及時治療，可累及呼吸系統、消化道及腦部，引致嚴重後果，甚至死亡。

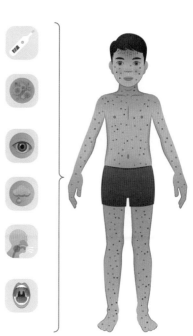

麻疹在耳後髮際先出，最後擴展至軀幹四肢

/ 中醫認為時行「麻毒」是致病原兇

中醫學認為「麻疹」乃由感受麻毒時邪引起的呼吸道傳染病。《麻疹拾遺》指出:「麻疹之發,多為天行癘氣傳染,沿門履巷相傳。」麻疹四季可發生,但多流行於冬春季,好發於兒童。臨床以發熱、咳嗽、鼻塞流涕、淚水汪汪、滿身佈發紅疹為特徵。因疹點如麻粒大,故名「麻疹」。因其傳染性強,曾稱「兒科四大症」之一。

《小兒藥證直訣・瘡疹候》明確記載了麻疹的症狀和治療,指出有傳染性。《醫宗金鑒・痘疹心法・疹門》:「凡麻疹出,貴透徹,宜先用發表,使毒盡達於肌表。若過用寒涼,冰伏毒熱,則必不能出透,多致毒氣內攻,喘滿而斃。至若已出透者,又當用清利之品,使內無餘熱,以免疹後諸症。且麻疹屬陽熱,甚則陰分受傷,血為所耗,故沒後須以養血為主,可保萬全。」綜合而清楚地概括了麻疹的病因病機和治療原則。

/ 外透為順,內傳為逆

古人有「麻宜發表透為先」、「形出毒解便無憂」、「麻不厭透」之說。若體質強壯,及時治療,邪盡從體表而向外透發,則為順症,即上焦肺經所感麻邪內傳中焦脾胃,與自口而入脾胃的麻邪相合,從肌膚而發,邪正相爭,疹毒外發,直至正勝邪卻,熱退疹收。由於麻毒屬陽熱之性,在麻疹末期表現出一片津傷氣耗之相。若感邪過重,治療不當,調護失宜,則為逆症。治療方面,順症宜宣透、清解和養陰;逆症宜清熱、涼血和回陽。

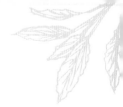

/ 辨證分型與治法

麻疹「順症」分三期：

一、初熱期（疹前期）

自開始至發熱，皮疹初現，3-4 天。

症狀： 發熱，微惡風寒，鼻塞流涕，噴嚏，咳嗽，眼瞼紅赤，淚水汪汪，
倦怠思睡；發熱第 2-3 天，口腔兩頰黏膜紅赤，貼近臼齒處可見麻
疹黏膜斑白（細小白色疹點，周圍紅暈，纍纍如麻，由少增多），
小便短黃，或大便稀溏。舌苔薄白或微黃，脈浮數。

治法： 辛涼透表。

二、見形期（出疹期）

從皮疹初現到出齊，3-4 天。

症狀： 持續高熱，起伏如潮，謂之「潮熱」，每潮一次，疹隨外出。此時
口渴引飲，目赤眵多，咳嗽加重，煩躁或嗜睡。疹點先從耳後髮
際，繼而頭面、頸、胸、四肢，最後手心、足底、鼻準都出疹。疹
點初起細小而稀少，漸次加密；疹色先紅後暗紅，稍覺凸起，觸之
礙手。舌紅，苔黃膩，脈滑數。

治法： 解毒透疹。

三、恢復期（疹回期）

自皮疹出齊至消退，3-4 天。

症狀： 疹點出齊後，發熱漸退，咳嗽漸減，聲音稍啞，疹點依次漸回，皮
膚糠麩狀脫屑，並有色素沉着，食慾增加，精神好轉。舌苔薄淨，
質紅少津，脈細數。

治法： 養陰清熱。

麻疹「逆症」分三類：

一、麻毒閉肺

症狀：疹點不多，或疹見早回，或疹點密集色紫，高熱不退，咳嗽氣促，鼻翼煽動，口渴煩躁。舌苔黃膩，質紅而乾，脈洪滑數。

治法：宣肺開閉，清熱解毒。

二、熱毒攻喉

症狀：咽喉腫痛，聲音嘶啞，或咳嗽聲重，有如犬吠。舌質紅，苔黃膩，脈滑數。

治法：清熱解毒，利咽消腫。

三、毒攻心肝

症狀：高熱，煩躁，譫語，皮膚疹點密集成片，遍及全身，色紫紅，或有鼻煽，甚至神昏、抽搐。舌紅絳。

治法：平肝息風，清營解毒。

/ 麻疹「內外兼治」效果好

綜觀「麻為陽毒」、「麻喜清涼」、「熱者清之」，筆者臨床治療時建議醫者必須把握不同發病階段和體質而採用透發、解毒、養陰三個治療大法。中醫歷代醫家在對抗麻疹方面累積了豐富經驗，臨床使用內服和外洗的特色方法，雙管齊下，能有效而安全地治癒麻疹。

/ 麻毒外透是痊癒關鍵

發熱為透發麻疹的必有過程，《麻科活人全書‧不熱第（二）十三》謂：「麻疹出現全憑熱，身不熱時麻不出，潮熱和平方為福，症逢不熱非大吉。」麻疹現形於外，為麻毒外透之象；但很多麻疹病人初見出疹時，誤服西藥抗過敏藥而阻止麻疹的透發。筆者個人認為這

是與中醫治療麻疹的理論相違背的，閉門留寇，往往阻止了麻疹的透發而使治療更加困難！

　　關於麻疹的預防首見於《本草綱目》，指出用初生嬰兒本身臍帶煅燒成灰後，以乳汁調服，以預防麻疹。現今除注射疫苗外，平常可適當調節飲食和休息，增強身體抵抗力，少去人多地方，與患者避免接觸，或可試試筆者建議的食療方（詳見本節之食・趣・味・養），也可預防和減輕麻疹症狀，毋須聞「麻疹」而色變！

詩博士醫話

【中醫兒科四大症有哪些？】

指的是「驚、疳、痧、痘」4種兒科常見病，即驚風、疳積、風痧（麻疹）及水痘。除了疳積是慢性病，其餘3種都是急症、危症，而後兩種屬皮膚病。兒童發病素有起病急、傳變快的特色，與外邪、風邪有關的急性病，臨床必須早治療，快速控制病情，以免尾大不掉或閉門留寇，而變成難治之症，甚至有生命危險。

【兒童多少歲可以吃中藥？】

臨床多年常常有人問，小朋友多少歲才可以吃中藥，尤其是平常一直服用西藥的家長。可能他們從來沒有接觸過中醫，本身不懂，加上受某些不懂中醫治療皮膚的西醫之言所影響，擔心又害怕。但是很多病西醫不能治療，所以無奈只能尋找中醫治療。

其實中醫兒科的歷史已有超過二千年歷史，只要找對醫生，及時對症下藥，則可藥到病除。兒科用藥必須首選藥味良好、藥性平和的藥物，避免過用寒涼猛藥，傷害脾陽。內服用藥要「輕」，皮膚病則多選外用藥，安全又簡單。

【中醫兒科注重食療】

中病即止，病痊癒後則轉用食療調理，多選用具「藥食同源」的中藥食療，既安全又味道好，小兒比較容易接受，這是中醫兒科的一大特色。

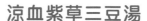

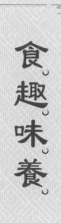

食趣味養

涼血紫草三豆湯

材料

紫草 10 克、赤芍 5 克、炒扁豆 30 克、土茯苓 10 克、
綠豆 45 克、赤小豆 45 克。

做法

全部材料洗淨，放入煲內加冷水浸泡 10 分鐘後，大
火煮開後轉小火煎煮 30 分鐘倒出藥液，加適量熱水
翻煎 10 分鐘，隔渣後混合分數次飲用。

功效

清熱涼血，祛濕利水。

解毒透疹五花茶

材料

金銀花 10 克、杭菊花 10 克、扁豆花 5 克、雞蛋花
10 克、槐花 10 克、紫草 5 克、赤芍 5 克、蟬蛻 3 克、
土茯苓 10 克、甘草 3 克。

做法

全部材料洗淨，放入煲內加冷水浸泡 10 分鐘後，大
火煮開後轉小火煎煮 30 分鐘倒出藥液，加適量熱水
翻煎 10 分鐘，隔渣後混合分數次飲用。

功效

清熱解毒，祛濕涼血，祛風止癢。

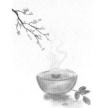

第八章

季節性皮膚病

皮膚覆蓋人體表面，不斷承受外界的毒性物質
及刺激因子的影響，例如天氣轉變、細菌病
毒、蚊蟲螫咬，加上體內因素，進而引發一連
串的不良反應。

8.1 春季皮膚敏感

/ 春暖花開皮膚敏感發作期

　　《黃帝內經》云：「春三月，此謂發陳」。溫
暖的氣候喚醒冬季沉睡的肌膚，陽光正好，徐
風緩緩，讓你的皮膚綻放在最美麗的春季。氣
候變化使肌膚重新調整功能，以適應新氣候的
轉變。正常人體內都有一套生理的保護性免疫
反應系統，當外來物質，如病毒侵入人體時，
人體通過免疫淋巴細胞可產生免疫球蛋白（即
抗體），將抗原中和或消化掉。當遇上致敏原，
如流感病毒（外邪）侵入人體時，免疫系統會
產生免疫球蛋白（IgE），導致過敏反應（變態
性反應），並可於短時間內發作。如果過敏反應

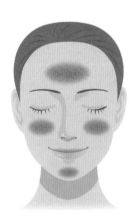

春季皮膚過敏

嚴重，更會危害生命。常見致敏原的來源包括環境因素，食物因素和藥物因素。如果人體免疫功能失調，在遇上外界過敏原時，尤其是流感病毒，正常保衛機制反應過激或低下（衛氣營血失衡），就會對這些外邪失去正常抵禦能力或出現紊亂，人體呼吸系統（肺）繼而發生一連串的正邪鬥爭與激烈抵抗，引起局部或全身的過敏性反應。中醫理論認為肺臟「主皮毛」和防禦，皮膚於是變成主要抗敵戰場，是人體免疫系統排毒的「前哨關卡」！

/ 中醫認為過敏是人體「正氣與邪氣」對抗的結果

中醫學認為過敏性疾病的產生主要是正氣與邪氣之間，正邪相搏的鬥爭結果。《黃帝內經》云：「正氣存內，邪不可干」、「邪氣所湊，其氣必虛」，故過敏性疾病的治療應以扶正祛邪為原則，扶正即扶助正氣，益氣固表，健脾祛濕；祛邪即祛除外來風邪，清肺肅金。因此，中醫治療皮膚敏感性炎症，着重「先清外後安內」，內外同治。尤以「祛風清熱、涼血祛濕、益氣固表」為治療重點，把人體內外的風寒或風熱及濕邪排除，同時要改善體質，令機能回復正常。治療法則是祛風涼血，益氣固表，健脾利濕，前提也是辨證論治，四證合參而謀定。

/ 趕走「濕熱」體質，皮膚光滑無痕

每逢春季來臨，人體正氣未復，外淫之風邪、濕邪易襲人體；萬物復甦，溫熱潮濕之時，百病滋生，挑戰人體免疫功能和皮膚抵抗力。「春風吹又生」，空氣中的懸浮粒子、污染物質、塵埃、微生物等增多，引起皮膚瘙癢和敏感的誘因很多，為何只有部分人會出現皮膚問題？外環境是客觀條件，敏感與人體的內環境和體質等內因有關。香港屬於典型嶺南之地，春天溫暖又潮濕，大眾經過冬天的「養精儲銳」，服食大量溫熱補品後，體內積熱與痰濕蘊結，待來年春季遇上外感風邪，「風、濕、熱」三邪共湊容易導致皮膚疾病的發生。從中醫皮膚科的角度來說，許多皮膚病的發生都與「風、濕、熱」有關，除

了出現感受風邪的外感症狀，皮膚出現紅斑、丘疹、滲液、腫、灼熱和瘙癢等症狀。故春季調養皮膚要從改善生活習慣開始，飲食方面以祛風清熱祛濕為主，祛逐外邪，排體內多餘毒素，改善體內的濕熱狀態，皮膚自然零負擔。

/ 疏風清肺祛濕，助皮膚排毒控油

中醫認為「肺主皮毛，肺與大腸相表裏」，肺臟及皮毛是人體抵抗外邪的第一道防線，皮膚在外感受風寒或風熱時邪，加上腸胃內傷濕熱，以致內外同病，風濕熱邪交戰而引起一系列皮膚過敏炎症問題，皮膚紅腫熱痛痕癢，令患者苦不堪言。

/ 遺傳敏感體質易致「過敏肌」

臨床上，患者及家人多伴有鼻敏感、皮膚敏感及腸胃功能失調症狀，俗稱「過敏體質」。進入春季風邪為患，氣溫上升，皮脂腺逐漸恢復分泌的機能，但是氣溫忽高忽低，皮脂分泌與肌膚水分很難保持平衡，使皮脂失調、毛孔阻塞而繼發皮膚毛病。加上若冬季過食溫補之品，引致春季熱從內生。風濕熱三邪互結，肺脾功能失調為皮膚病之本，濕熱熏蒸皮膚，使內存津液過度外溢為皮膚病之標。

/ 配合針灸 舒緩皮膚過敏

風濕熱蘊者可用「瀉法」，選曲池、合谷、風池、血海、三陰交、太衝等穴位針刺治療。手陽明經之曲池、合谷善清熱祛風；足太陰經的血海與足少陽經的風池，可活血化瘀、祛風通絡，血行風自滅；三陰交可調節肝經、脾經和腎經及臟腑之氣，脾腎正氣旺盛則水濕能化能行；肝為風木之臟，取其滎穴太衝以息風止癢。

患者日常亦可適當按壓下述穴位，可舒緩皮膚過敏。

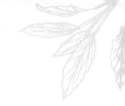

1. 按壓手部曲池穴、合谷穴，
   以清熱祛風。

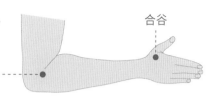

合谷

曲池

2. 按壓下肢血海穴、足三
   里穴，以活血通絡、健
   脾祛濕。

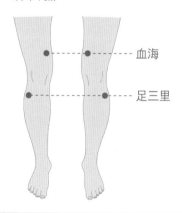

血海

足三里

3. 按壓頸部風池穴，以祛風
   止癢。

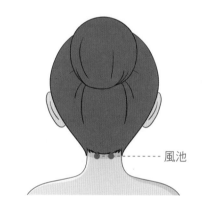

風池

4. 按壓下肢內側三陰交
   穴，可調節肝、脾、腎
   經及臟腑之氣，以滋陰
   養血，祛風止癢。

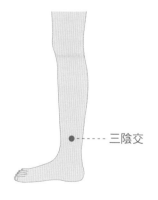

三陰交

5. 按壓足背太衝穴或行間穴，
   以平肝降火止癢。

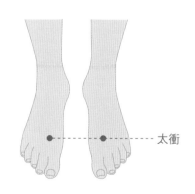

太衝

/ 慎用護膚產品，避免皮膚敏感

正確清潔皮膚和選擇適合的皮膚護理產品，可以減少及舒緩皮膚敏感，尤其避免含香料、色素及某些容易引致過敏反應的防腐劑。洗臉和沐浴後盡快塗上適當的護膚保濕產品，可以保持皮膚滋潤，減少敏感乾燥症狀。如有嚴重皮膚敏感症狀，必須及時尋找皮膚醫生徹底檢查，找出真正的病因，對症下藥。

/ 良好生活習慣，助減「春季過敏肌」

春天是不能疏忽肌膚保養的季節，當敏感發作期時，應尋求醫生診治，避免自行購買及亂服抗敏藥等。良好的生活習慣是一切健康皮膚的根本，首先作息要規律，不要熬夜，飲食要均衡，一般應避免進食生冷、濕熱、油膩、刺激性食物，亦應適量進食海產，切忌煙、酒。堅持適量運動鍛鍊，身體的機制和你的膚質密切相關，要懂得享受生活的美好，還自己健康美麗肌膚。

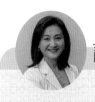 **詩博士醫話**

【敏感是病嗎？】

為何春季易引發各種敏感症狀？例如皮膚敏感、皮膚痕癢、濕疹、皮炎等。現代醫學中這種「變態過敏性反應」簡稱為「敏感」，包括鼻敏感、皮膚敏感及胃腸敏感等。很多人以為敏感不是什麼大病，往往忽視這是人體發出的警告訊號，而錯過治療的良機。

【皮腸同病 人體聯合抵抗外敵】

皮膚是人體的「萬里長城」，是對付外敵的第一道防線，「肺主皮毛」，臨床常有「皮腸同病」情況，皮膚與鼻黏膜、腸胃消化道出現的過敏情況，都是身體的免疫機制連鎖反應，所以「敏感」是身體對外界病邪入侵而作出的一系列病理對抗症狀。

【皮膚敏感是戰爭警號 不容忽視】

千萬不要忽略身體發出戰爭的「前哨戰訊號」，筆者臨床常對患者說，皮膚病並非最壞的結果，人體透過皮膚而透發內熱，驅趕入侵者，發揮免疫系統的防禦保護功能。相反，如果不明白如此機理，反倒閉門留寇，用抗過敏藥壓抑人體的正常免疫排毒功能，使邪毒內斂，轉化為更多的慢性頑固皮膚疾病，甚至癌症。

【濫用外用藥物，引起皮膚過敏或激素依賴性皮炎】

長期使用激素（類固醇）或抗生素等表面治療藥物，或未經正規診斷治療，病患胡亂在外自行配外用藥物，也可引起激素依賴性皮炎或皮膚過敏、皮疹惡化等問題，增加皮膚病治療的難度。

清熱抗敏雙花茶

材料
金銀花 10 克、杭菊花 10 克、甘草 3 克、赤芍 6 克、玄參 10 克、白蒺藜 10 克、白芷 10 克。

做法
所有材料洗淨，放入煲內加適量清水，浸泡 10 分鐘後，大火煮開後轉小火煎煮 20 分鐘，隔渣後飲用。

功效
清熱涼血，排毒止癢。

適用
皮膚敏感發作期皮膚紅腫發炎伴痕癢患者。

參地薏米防敏飲

材料
北沙參 10 克、生地黃 10 克、白朮 10 克、五爪龍 10 克、黃芪 10 克、薏苡仁 15 克、白蒺藜 10 克、防風 5 克。

做法
所有材料洗淨，放入煲內加適量清水，浸泡 10 分鐘後，大火煮開後轉小火煎煮 20 分鐘，隔渣後飲用。

功效
健脾固表，祛風利濕，涼血潤燥。

適用
皮膚敏感緩解期肺脾氣虛伴皮膚敏感、乾燥痕癢患者。

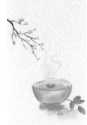

8.2 夏季皮炎（暑熱瘡）

　　夏季皮炎（Dermatitis Aestivalis）中醫稱「暑熱瘡」，是常在夏天 6-8 月發生的皮膚病，主要因為夏季天氣炎熱而引起炎症性皮膚症狀。好發部位為成年人四肢伸側，對稱分佈，嚴重者擴散至胸前、兩脇和背部等部位。臨床病徵以針尖樣的紅斑、丘疹伴瘙癢和輕度灼熱感；搔抓後出現血痂，日久皮膚粗糙增厚、色素沉着。天涼後緩解；發病與天氣濕度高、氣溫高有密切關係。西醫治療主要以消炎藥或抗生素為主。

／中醫認為「暑濕」與「鬱熱」之邪引致

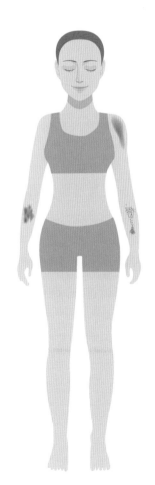

　　本病屬中醫學的「夏疥」、「暑熱瘡」。暑為夏令主氣，屬陽邪，火熱之氣所化，暑蒸炎熱，腠理易疏，暑熱挾濕，與內蘊濕熱相感，蘊於肌膚而致。本病與氣溫及濕度成正比，高溫持續愈久，則發病機會愈高，病情愈重，當天氣轉涼後，皮損可自行減輕或消退。故治療上多以清熱解毒，祛濕止癢為主。《瘍科心得集》：「夏令暑蒸炎熱，肌膚易疏，遇涼飲冷，逼熱最易內入⋯⋯客於肌表者，為暑熱瘡。」《醫學入門・外科》：「濕熱瘡，夏暑心神鬱煩，熱逼汗漬成瘡遍身，或出膿血，赤爛如火⋯⋯。」中醫認為暑熱瘡是由於稟賦不耐，濕熱內蘊，復感暑熱之邪，暑濕熱邪蒸蘊肌膚而發病。治療原則以解暑清熱、涼血解毒、利水化濕為主。

/ 夏季皮炎的辨證與治法

根據臨床症狀，夏季皮炎（暑熱瘡）可以分為暑熱外襲，暑濕互結兩個症型治療。

一、暑熱外襲

症狀： 皮膚紅癢灼熱，片狀細小丘疹；伴胸滿心煩，口唇乾焦，口渴喜冷飲，面赤多汗，小便短赤。舌紅少苔，脈數。

治法： 祛暑解毒，涼血清熱。

二、暑濕互結

症狀： 皮膚紅癢，出現粟疹或水泡，伴胸悶胃脘脹，食少納呆，大便不調，小便黃赤。舌紅苔膩，脈滑數。

治法： 消暑清熱，利濕祛濁。

/ 夏季防暑勤補水

暑夏季節宜避暑及補水降溫，室內通風保持涼快，宜穿寬鬆棉質衣服透風散熱。避免直接在陽光下曝曬，避免汗液浸漬，誘發皮炎。不要胡亂塗抹刺激性外用藥，避免搔抓皮膚和用熱水浸泡皮膚。出汗後要盡快清潔和擦乾皮膚，勤換衣服，洗澡保持皮膚清潔乾爽。適當補充身體水分，多吃蔬菜水果和湯水，忌煙酒，少吃辛辣煎炸等燥熱食品，保持二便通暢，使體內火氣及毒素得以及時泄出，對夏季皮炎的防治有一定的幫助。

詩博士醫話

【皮膚也需要避暑嗎？】

夏季天氣酷熱，雨水較多，人體容易感染暑氣與暑濕之邪。夏季天氣炎熱，出汗多，濕度高，尤其是嶺南的暑夏，特別漫長！正所謂「無病三分虛」，夏季容易出現倦怠、昏昏欲睡、食慾減退的症狀，民間俗稱「苦夏」。夏天的風都帶着熱浪，吹在面上特別熾熱及潮濕。加上香港空氣污染指數偏高，在這種惡劣的環境下，我們的皮膚也難逃一劫。夏季爆發皮膚病的個案特多，例如皮膚發炎、瘙癢、紅疹等情況。這個夏天，大家應該好好照料自己的皮膚，找對方法讓皮膚好好「避暑」！

【夏季不宜過食寒涼 容易損傷脾陽】

慎防夏季「出手過重」，服食太多的冷飲寒涼食物，而引起一系列的脾胃陽氣受損症狀，降低人體免疫能力。更不要長時間待在冷氣空調間，夏季適當出些少汗，可以幫助人體散熱，保持人體內外的體溫相對平衡，這是身體正常的天然「散熱系統」。

【夏季出門防曬措施不可少】

特別是擁有嬌嫩肌膚的小朋友和女士們，夏季出外活動時記得做好防曬措施和塗抹合適的 SPF 防曬用品。多喝水和食用合時的蔬菜水果，可保濕散熱，解暑清熱。盡量避開日照最旺的中午時分外出，因為中醫認為夏季日中的火邪最毒，容易感受暑邪而出現缺水頭暈的「中暑」症狀，及時補水最重要。

1. 清涼解暑

不時不食，夏季以瓜果當造，瓜類性質多偏向清涼，水分和營養豐富，既可以解除暑氣，同時補充身體損耗的水液，為肌膚降溫保濕，例如：西瓜、青瓜、冬瓜、絲瓜等等。

絲瓜鹹蛋豆腐湯

材料
絲瓜 1 條、鹹蛋 1 個、豆腐 30 克、龍井茶 5 克、豬瘦肉 250 克。

做法
將絲瓜洗淨，刮皮，切塊；豬肉洗淨，切片調味；豆腐洗淨，切塊；茶葉放入濾袋內，先將茶包放入煲內加適量清水，煮 2 分鐘，撈起茶包；將其他材料（除鹹蛋外）放入煮熟，最後加入鹹蛋，調味後即可食用。

功效
利水降火。絲瓜性涼味甘，可清熱解暑、利水祛濕；絲瓜水更有美人水之稱，用其洗面令肌膚潤澤光滑。鹹蛋、豆腐、龍井茶可清心降火。

2. 夏季以「苦」為補

夏季容易出現心火旺盛，適當食苦味可清心降火，清熱解暑，利尿祛濕。例如：苦瓜、莧菜、芹菜、生菜、蓮子心、蓮子等。

苦瓜黃豆排骨湯

材料
苦瓜 250 克、黃豆 30 克、蓮子（有心）30 克、百合 15 克、排骨 250 克、鹽適量。

做法

苦瓜去瓤，洗淨，切塊；排骨洗淨，出水備用；黃豆、蓮子、百合預先浸軟。全部材料放入煲內，加適量清水，以大火煮開後轉慢火煮約1小時，加鹽調味即可飲用。

功效

苦瓜性涼味苦，有清熱除煩，降火利水，消炎退熱的功效。蓮子（有心）和百合可健脾潤肺，清心寧神。

3. 健脾化濕，清熱利水

　　脾虛則生濕，濕久而化熱。濕熱之邪向外熏蒸，結於肌表時，可導致毛孔粗大、油光滿面。夏季時，應多食健脾化濕、清熱利水的食物，可減輕皮膚的負擔，幫助面部的水油平衡。例如：冬瓜連皮、炒扁豆、赤小豆、生薏苡仁、荷葉、澤瀉、茯苓、豬苓、白朮等。

荷葉冬瓜利濕湯

材料

冬瓜連皮 500 克、乾荷葉 20 克（鮮品 50 克）、赤小豆、炒扁豆、生薏苡仁各 20 克、澤瀉 10 克、豬苓 10 克、茯苓 15 克。

做法

先將冬瓜連皮去瓤，洗淨後切塊。其他材料洗淨，連同冬瓜全部放入煲內，加清水適量，大火煮開轉小火煮約 1 小時，可以加冰糖或鹽調味，即可飲用。

功效

健脾祛濕，消暑除煩。

8.3 花斑癬（紫白癜風／汗斑）

夏季烈日當空，藍天白雲下的隱藏的紫外線指數極高，女士們外出少不了準備防紫外線（UV）傘或塗防曬用品。雖然日防夜防，其實斑真的難防！夏季除了會曬出斑外，天氣炎熱，出汗量多都會起斑。這種斑俗稱「汗斑」。

/ 夏季出汗後現花斑

「汗斑」又稱「花斑癬」（Tinea Versicolor）或「花斑糠疹」，屬於淺部皮膚真菌病，是夏季常見皮膚病，是由馬拉色菌（Malassezia）所導致一種淺表的皮膚感染，好發於多汗部位，多見於青壯年，病程夏重冬癒，纏綿難癒，是愛美之人的大敵。

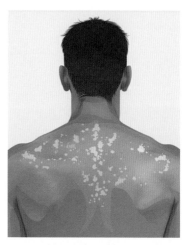

花斑癬好發於容易出汗的部位

主要致病原因，包括潮濕多汗、皮脂分泌旺盛、慢性疾病、過度使用抗生素等，會導致馬拉色菌過度繁殖，出現花斑糠疹。在容易出汗的部位，如前胸、後背、腋下、頸部等，會出現褐色、灰色、淡白色、黃白色的斑疹。西醫治療多是外用抗真菌的乳膏或軟膏即可，症狀嚴重加口服抗真菌藥物。

本病常見於熱帶地區，因夏季出汗量大，好發於頸項、肩胛、胸背、腋下等，常遊走不定，局部多脂多汗的體表成為真菌的溫床而發病。此外，身體虛弱、營養不良、糖尿病患者或妊娠婦女都有機會誘發本病。

/ 中醫學解釋花斑癬

花斑癬，屬中醫學「紫白癜風」範疇。中醫學認為，花斑癬的發生主要因暑濕內蘊，濕熱之邪鬱於肌膚腠理，氣血運行失調，外不得發散，內不得疏泄，浸滯毛孔則見皮膚起斑疹；久而久之，燥熱傷及陰血，皮膚失濡養則起鱗屑。臨床治療可以運用嶺南派特色皮膚的內治法和外治法治療本病。治療大法以清熱利濕，活血祛瘀為治則，皮損面積較小者，以外用為宜；面積大而且瀰漫者，應內服中藥及外用藥物，雙管齊下，一般療效顯著。

/ 嶺南派特色皮膚內外兼治

內治法以清熱利濕，活血祛瘀為原則，醫者臨床根據患者的個人體質辨證論治，處方內服藥方，治標又治本。筆者臨床常用中藥，如土茯苓、玄參、金銀花、赤芍、牡丹皮、白蒺藜、白鮮皮、生薏苡仁、淡竹葉、甘草、防風、地膚子、土茵陳、雞蛋花、木棉花、蒲公英及連翹等等。

中醫對花斑癬的治療在古籍中早有記載，內服中藥配合外洗方療效顯著。如病情初起，可試用野菊花 20 克、苦參 20 克、百部 20 克、苦參 20 克、白鮮皮 20 克、地膚子 15 克、金銀花 20 克，加水煎煮 30 分鐘後將藥液濾出，待微溫時外敷或浸洗患處，每天 2 次，可持續 1 週。如皮膚有傷口破損或過敏者不宜。如皮疹嚴重者必須盡快正規治療。

詩博士醫話

【花斑癬夏季預防貼士】

選擇夏季衣物時，一定要注意選擇透氣吸汗的衣物，盡量選擇純棉物料，這樣才能有效預防花斑癬；注意保持皮膚乾爽清潔，勤換內衣，出汗後及時抹乾，以免汗漬殘留；定期消毒生活用品，如被單、毛巾等，不給花斑癬有機可乘。出汗之後避免當風受寒，阻礙氣機的透泄。

【消暑利濕 食療以瓜類為主】

夏季飲食宜多選有健脾祛濕、清熱利濕功效的食物及湯水。夏天是吃瓜的季節，大部分夏季時令的瓜類，都有消暑利水的作用，例如冬瓜、絲瓜、西瓜、苦瓜等，可以多食用。出汗後應當馬上補充水分，避免血管的水分因過分揮發而引起的濕熱毒邪聚而起斑的情況。

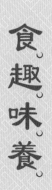

食趣味養

祛濕涼血五花茶

材料

金銀花 10 克、杭菊花 10 克、槐花 10 克、雞蛋花 10 克、木棉花 10 克、赤芍 10 克、紫草 10 克、甘草 5 克、白蒺藜 10 克。

做法

將所有材料洗淨後，加入適當冷水浸泡 15 分鐘後，大火煮開後轉小火煎 30 分鐘，隔渣後倒出，分數次飲用。

功效

清熱祛濕，涼血止癢。

消斑祛濕冬瓜粒湯

材料

西洋參片 15 克、鮮蓮子 100 克、冬瓜（去皮切粒）300 克、豬瘦肉（切粒）150 克、夜香花 30 克、芫荽適量。

做法

將所有材料洗淨，放入煲內，加清水適量煮熟後，最後加入豬瘦肉和夜香花同煮，調味後加入芫荽，即可享用。

功效

滋陰補氣，清熱利水，祛濕除斑。

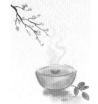

8.4 皮膚瘙癢症（風瘙癢）

　　每逢秋冬季節，因皮膚瘙癢求診的患者特別多。因為秋冬季節風邪及燥邪盛行，《黃帝內經》謂：「風為百病之長」、「風性善行」。風邪容易使皮膚出現乾燥情況而導致皮膚瘙癢，患者反覆抓搔，可出現繼發性皮疹，如抓痕、血痂、脫屑、粗糙、增厚和色素沉着等，即使塗抹潤膚霜後也無濟於事，實在令人非常難受！

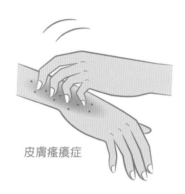

皮膚瘙癢症

／「秋收冬藏」容易皮膚痕癢

　　萬物順應「秋收冬藏」的定理，無一例外。進入秋冬季節，人體表皮層血管開始收縮，以減少熱量散失，但同時造成皮膚表層血液循環變慢，水分及油脂含量減少，保濕和潤澤的雙重屏障減弱，使皮膚對乾冷的氣候失去抵抗力，所以在秋冬季特別容易出現皮膚敏感和瘙癢症。這種瘙癢並無原發性皮膚損害（即沒有濕疹、麻疹、膿瘡等症狀），是僅有瘙癢症狀的皮膚病，以中年人及老年人常見。按皮損出現程度，可分為「全身性皮膚瘙癢」和「局限性皮膚瘙癢」。

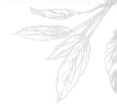

/ 中醫角度看皮膚瘙癢症

　　本病屬於中醫學「風瘙癢」的範疇，天氣轉變只是一個誘因，中醫認為本病的病因可由內、外因引致。內因多與臟腑氣血失調相關，由於年老體弱，肝腎不足，陰精虧虛，精血無以充肌膚，血虛生風，內風致癢。外因常與風、濕、熱、燥等引起，外邪客於腠理，與氣血相搏，故發瘙癢。

　　雖然皮膚瘙癢症的表現簡單，但其病因頗為複雜，考驗醫者的臨床辨證準確性。中醫治療風瘙癢素有「治風先治血，血行風自滅」的理論，臨床治療除了對付外因的風邪，更要內調患者的陰津血分。

/ 辨證分型與治法

一、血熱風盛型

症狀：好發於夏秋轉季時，皮膚瘙癢發紅，有明顯抓痕及血痂，遇熱逢暖則劇，近寒則輕，心煩口渴，小便黃，大便秘結。舌質紅，苔薄黃，脈數。

治法：清熱涼血，祛風止癢。

二、血虛風燥型

症狀：好發於秋冬，皮膚瘙癢、乾燥、脫屑，遍佈抓痕或遍佈血痂，伴面色無華，心悸失眠，頭昏眼花，大便乾結。舌質淡紅，苔薄白，脈細。

治法：養血祛風，潤燥止癢。

三、陰虛風熱型

症狀：全身皮膚瘙癢，經久不癒，皮膚紋理增深，呈苔蘚樣變。舌紅或絳而乾，無苔，脈弦細或數。

治法：滋陰潤燥，清熱涼血，祛風止癢。

/ 皮膚着重保濕 滋陰潤燥食物可舒緩病情

　　秋冬季天氣乾燥，適量使用有保濕作用、不含致敏成分、天然的護膚油或軟膏，尤其在洗澡或洗臉後盡快保濕，可以防止人體皮膚角質層因過度乾燥而脫水，特別是皮膚容易過敏、乾燥痕癢之人。至於消除人體內部乾燥方面，可適當服用一些具有滋陰潤燥作用，又富含黏液質的食品，如北沙參、玉竹、百合、雪耳、梨、山藥、麥冬、海蜇、豬皮等，調整細胞的滲透壓，增加上皮細胞的濕潤度及提高免疫力。

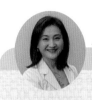

詩博士醫話

【秋冬護膚重保濕 忌過度清潔】

秋冬天氣乾燥，洗澡時忌水溫過高或浸泡浴缸時間過久。如水溫太高，加上長時間浸泡在水中，將容易把皮表具保護作用的皮脂層消耗殆盡，讓洗完澡後的皮膚更乾燥，造成皮膚脫水情況。洗臉水不能太熱，容易導致皮膚脫水乾燥。

過度清潔皮膚往往容易破壞皮膚表面角質層的皮脂腺，尤其是面部的皮膚比較嫩薄，必須小心挑選適合自己的洗面奶和面部、身體的各種清潔用品。同時，要忌貪暖，需慎用暖包，不要讓暖包直接貼着皮膚，以防低溫燙傷！

生地蓮藕甜湯

材料

蓮藕 250 克、馬蹄 250 克、生地黃 6 克、鮮茅根 30 克、鮮百合 30 克、白蒺藜 15 克、雪耳（已泡發）15 克、冰糖適量。

做法

蓮藕、馬蹄洗淨去皮後切片，與其他已洗淨的材料一同放入煲內加入適量清水，以大火煮開後，改用小火煮 1 小時，取出藥包加入適量冰糖調味即可食用。

功效

清熱涼血，滋陰潤燥。

適用

血熱風盛或陰虛風熱型的皮膚瘙癢。

注意

老人、小兒、孕婦或脾胃虛寒易泄瀉者不宜。

沙參玉竹烏雞湯

材料

北沙參 20 克、玉竹 15 克、山藥 15 克、茯神 15 克、雞血藤 12 克、製何首烏 12 克、防風 12 克、紅棗（去核）3 粒、生薑 3 片、烏雞 1 隻、鹽適量。

做法

烏雞洗淨，去頭尾斬件，飛水後與已洗淨的材料共放入煲內加清水適量，大火煮開後轉用小火煮 2 小時，加鹽調味即可。

功效

滋陰潤燥，養血祛風。

適用

血虛風燥型的瘙癢。

注意

感冒發熱、嬰幼兒、孕婦或泄瀉者不宜。

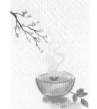

Part 3

護膚

◎ 中醫美容護膚錦囊

第九章

中醫美容護膚錦囊

既健康又靚麗的肌膚足以表現一個人的生活得怎樣，想獲得從內而外的美麗嗎？可參考筆者整合的八個簡單又重要的「基本功」：「睡好覺，吃好飯，安好神，定好心，洗好臉，按好穴，保好濕，護好膚。」

9.1 皮膚的五色飲食清單

/ 護膚之道靠「後天之本」

皮膚是我們的第二張名片，實在找不到藉口去糟蹋自己的門面。俗語說：「沒有醜女人，只有懶女人。」其實無論男女，都有責任好好照料自己的皮膚。如果缺乏父母先天遺傳的嫩滑肌膚，後天就必須努力尋找護膚良方，千萬不要「先天不足，後天失調」！中醫認為脾胃是我們的「後天之本」，通過選擇合適的食物，可以保養皮膚。青春亮麗又光滑柔潤的皮膚，完全可以靠「食」而隨手拈來。

/ 中醫是營養學的「開山始祖」

在世界飲食科學史上，中華民族是最早提飲食均衡的觀點。根據成書於 2400 多年前的中醫典籍《黃帝內經‧素問》已有「五穀為養，五果為助，五畜為益，五菜為充」、「氣味合而服之，以補精益氣」、「穀肉果菜，食養盡之，無使過之，傷其正也」的記載。

穀物（主食）是人們賴以生存的根本，水果、蔬菜和肉類等等都是作為主食的輔助、補益和補充。現代營養學認為，只有全面而合理的膳食營養，即均衡飲食，才能維持人體的健康。

/ 真的是「相由心生」嗎？

中醫學認為「有諸內必形諸外」，相信大家對這名句並不陌生，就像我們相信「相由心生」一樣，異曲同工。筆者行醫有些年頭，在大大小小的皮膚病患者裏，發現了一個共通點，無論是他們想隱瞞的或不想隱瞞的情緒、生理情況都清晰地寫在臉上，反映在皮膚上。皮膚就像一塊人生地圖，歲月和情緒都在皮膚上留下了痕跡。學會了解你的皮囊，也是在認清自己；學會善待你的皮囊，也是在放過自己。如果容貌和智慧能兩者皆得，又何必糾結在要魚，還是要熊掌。

人體是個小宇宙，與大自然一樣離不開五行定律，相生相剋。「養生之道，莫先於食」，大自然賦予人類飲與食，不僅為了讓你充飢存活，如在食物中找到養生飲食智慧，還能強身美顏，延年添壽。找對了食物顏色，自然能吃出皮膚好臉色。

/ 白色食物潤肺 細緻肌膚毛孔

中醫理論認為，肺主氣，司呼吸，主一身之皮毛。人體通過肺部吸進空氣，呼出濁氣，進行氣體交換，以維持生命。而皮膚的汗孔也有散氣的作用，肺的精氣可以滋養和溫煦皮膚，固護肌表的作用。一旦肺氣虛弱，皮膚對體溫的調節能力降低，人體對外界氣候變化的適

應能力減弱，人就會容易感染外邪，皮膚亦免不了受難。臨床上，不少皮膚病的病位皆在肺部，例如：玫瑰痤瘡、痤瘡、毛囊角化症等等。

皮膚乃人體最大的器官，也是人體對外界的第一道屏障。肺主皮毛，也必然與皮膚結伴參與這場保衛之戰！肺與大腸相表裏，調整肺功能也等於操控着大便的順暢，以作為排毒美顏指標。

白色食物五行屬金，入肺經，金生水，對肺部有幫助，並利於大腸、皮膚、毛髮、鼻子、呼吸道、汗腺、淚腺、唾液腺，及各種身體腺體水道、呼吸順暢。如雪耳、百合、山藥、白蘿蔔、杏仁、白果、梨、牛奶、大米等，具有滋陰養肺、細緻皮膚的效果。

/ 綠色食物入肝　趕走油光滿面

肝為風木之臟，喜條達，主疏泄，藏血。肝臟發生病理變化時，如肝氣鬱結，肝血（陰）不足，肝陽上亢時，常涉及內、外、婦、兒、五官、皮膚諸科，故有「肝為萬病之賊」之說。因肝氣鬱結，繼而造成血瘀血熱體質，或木火刑金，肝火犯肺等，在皮膚科上實為常見，例如：黃褐斑、痤瘡、結節性囊腫／硬塊及濕疹皮炎等等。

綠色食物五行屬木，入肝膽經，對肝、膽、面色、筋、眼、指甲等人體器官有很好的保健養生作用。如綠豆、青豆、獼猴桃（奇異果）、青瓜、芹菜、菠菜、青橄欖等，多具有清熱解毒，清肝利水，降脂祛面油的效果。由於「木火刑剋肺金」，適當抑制肝木的過分升降，可以減少皮膚出現紅腫發炎和瘀血斑塊的機會。

/ 紅色食物入心　面色紅潤透白

心為陽臟，主一身之血脈，其華在面。臨床上，皮膚病絕大部分病程較長，氣血與外邪相搏日久，而致瘀血阻滯絡脈，皮膚就像一顆植物，沒有好的血如用污水灌溉，導致皮膚了無生氣。

紅色食物五行為火，入心臟血液系統，對心臟、動脈、小腸、舌、皮膚等器官有很好的保健養生作用。如紅豆、紅棗、草莓、番

茄、蘋果、西瓜、櫻桃（車厘子）、紅椒、洛神花、山楂、枸杞子、胡蘿蔔等，具振奮人體陽氣，改善皮膚肌肉血液循環的效果，使面色紅潤好氣色。

黃色食物入脾胃　回復彈性去水腫

脾胃為後天之本，脾主肌肉，主運化。許多人不管怎麼吃都不長肉，就是傷了脾胃，脾胃運化食物，變成精微，再分佈到身體各個部分，滋潤和營養身體，紮實肌肉。如果沒了後天之本，只能吃先天的，把本金吃完了，身體再沒有進賬，也就完蛋了。

脾臟屬土，喜溫熱，黃色食物五行屬土，並利於脾胃、口、舌根、肌肉等有很好的保健養生作用，如黃豆、粟米、小米、蜂蜜、南瓜、蓮子、番薯、薏苡仁、陳皮、木瓜、生薑、金針菜等。而面對一些長期病患，因為脾虛胃弱，而導致肺臟失養、皮毛乾枯、面色如土、肌肉鬆弛。飲食以培土生金為原則，透過補益脾胃功能而達到補益肺氣，健美皮膚之效。

黑色食物入腎　不再當黑面神

腎臟主藏精，主水，為先天之本，腎精虧虛則見頭髮乾枯、面色暗黑、眼瞼浮腫、黑眼圈等等。黑色食物五行屬水，入腎臟，有利於腎臟、膀胱、生殖系統、骨骼、關節、骨髓、耳、腦、卵巢及納精氣，如黑豆、黑芝麻、紫葡萄、海參、桑椹、茄子、黑木耳、烏雞等。運用「金水相生」之理論，食用滋陰補腎，溫通腎陽的食物可達到潤膚美白，祛皺緊緻的作用。

五色美膚甜湯

材料

綠豆 30 克、百合 30 克、紅棗（去核）5 粒、紫葡萄乾 30 克、蓮子 30 克、冰糖適量。

做法

將所有材料洗淨後，綠豆和蓮子浸軟；全部材料放入煲內，加適量清水，大火煮開後轉小火煲約 1 小時後，加冰糖調味即可食用。

功效

清心潤肺，健脾養血。

五豆養顏粥

材料

紅豆 30 克、白眉豆 30 克、綠豆 30 克、黑豆 30 克、炒扁豆 30 克、米 30-50 克、冰糖或紅糖適量（糖尿病或減肥者可改用鹽）。

做法

將所有材料洗淨浸軟後，加適量清水，大火煮開後轉小火煮約 1 小時後，加冰糖或鹽調味，即可食用。

功效

健脾養胃，美膚養顏。

太極芝麻糊

材料

黑芝麻 50 克、白芝麻 50 克、紅糖適量、冰糖適量。

做法

將所有材料洗淨，放涼待乾後以白鑊炒香，用食物攪拌機加適量溫水攪拌後，放入鍋中煮開後，加入紅糖和冰糖即可服用。

功效

滋陰養血，潤腸通便，補腎養顏。

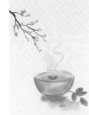

9.2 皮膚的終極保養秘笈

/ 保養皮膚抗衰老

很多現代女性工作與家庭均要兼顧，每天拖着疲憊的身體回到家，還要應付一堆的家務繁瑣事，根本沒有時間與精力照顧自己的身體與皮膚。而一些事業女性雖然決定過單身貴族的自由生活，但實情為拼命打拼事業，是根本忙碌到沒甚麼多餘時間放在自己身上。男士們平常工作要緊，待皮膚出現問題，頭髮脫落，滿臉痘印或出現嚴重皮膚病，才去乖乖的找醫生治療，都是心急而病多，治療也比較棘手。

世界是公平的，人的身體隨着年齡而都會出現衰老，皮膚鬆弛、皺紋、臉色焦黃、肌肉下垂等情況逐漸出現。

/ 「年過半百，精氣半衰」中年保養抗衰老

關於女性的衰老週期，《素問・至真要大論》清楚說明：「女子五七，陽明脈衰，面始焦，髮始墮；六七，三陽脈衰於上，面皆焦，髮始白；七七，任脈虛，太沖脈衰少，天癸竭，地道不通，故形壞而無子也。」而男性的衰老週期也有幾個關鍵時期：「五八，腎氣衰，髮墮齒槁；六八，陽氣衰竭於上，面焦，髮鬢頒白；七八，肝氣衰，筋不能動，天癸竭，精少，腎藏衰，形體皆極；八八，則齒髮去，腎者主水，受五藏六府之精而藏之，故五藏盛乃能瀉。今五藏皆衰，筋骨解墮，天癸盡矣，故髮鬢白，身體重，行步不正，而無子耳。」

/ 男女都有更年期

女性有更年期，男性也有。現代經濟富裕，壽命延長，人們追求美麗又年輕的容顏是不可避免的大趨勢，也是基本要求。除了女性以外，近年男性也加入「愛美一族」。除了各種的醫美科技來臨，美容

院、整形醫院、醫美中心多如雨後春筍，百花齊放。但常常新聞也會報道甚麼名人、市民因為整容而毀容，甚至命喪黃泉，一命嗚呼！看到太多的整容失敗事件，還是選擇古老、神秘又天然的中醫護膚寶典。反正中國古代的皇后妃嬪們整天都在爭妍鬥麗，好歹也摺下很多變美的好方法，助人助己，好好發掘一些吧。

一般來說，女性更年期出現在 45-55 歲，男性出現在 55-65 歲。更年期到來後，預示着身體機能與臟腑正在急速下降，衰老程度加快，所有必須加強保青春抗衰老的步伐了。

/ 八好護膚秘笈

中國古代就非常注重「抗衰老」和養生之道，根據《素問・上古天真論》：「上古之人，其知道者，法於陰陽，和於術數，食飲有節，起居有常，不妄作勞，故能形與神俱，而盡終其天年，度百歲乃去。」

人的一生，除了生死，其餘都是小事。要看的開，活的通透，才能活出美麗人生！沒有比亮麗的皮膚更能體現您的人生究竟活成甚麼模樣。想有健康又亮麗的肌膚嗎？從內而外的美麗怎麼得到手？這裏整合了我心目中八個簡單又非常重要的「基本功」。

「睡好覺，吃好飯，安好神，定好心，洗好臉，按好穴，保好濕，護好膚。」

- 充足睡眠，保護人體的自我修護流程。
- 補充營養，藥食同源，脾主肌肉、肺主皮毛、肝腎陰津充足，氣血調和，則青春美貌隨手可得；除蔬菜水果外，含天然蛋白質的食物可以適當攝取，例魚肉、雞肉和豬肉等，豬皮及雞腳均含大量膠原蛋白，脾胃功能好就可以從天然食物中吸收，轉化為皮膚的養分。
- 心神恬淡、氣定神閒；心情愉悅則血脈舒暢，百脈朝陽，面色紅潤而白皙少斑。

- 適當清潔面部與身體，千萬不能過分清潔，皮膚表層的皮脂腺受破壞後，就容易乾燥或水油不平衡，油脂分泌增多，導致皮膚又乾、又油兼毛孔粗大。
- 日常可以適當按摩臉部和按壓身體相關穴位，有健脾胃、補肝腎、抗衰老作用。因為人的面部乃三條陽經所過之處，中年女性氣血虧虛，血不上循，兼氣滯血瘀，出現面色欠佳、晦暗或萎黃，容易變成俗語說的「黃臉婆」！具體解救方法如下：
  (1) 日常多按摩臉部，可以促進血液循環，祛皺緊緻、美白消斑，先雙手搓熱，再放面部沿着眼眶、面頰、口周以循環方式打圈按摩）；
  (2) 或按壓面部穴位（如：四白、攢竹、睛明、地倉、頰車、顴髎等穴位）。
  (3) 每天可適當按壓身體保健穴位（如：足三里、豐隆、三陰交、血海、養老、曲池、氣海或關元等穴位）。每天 1-2 次，每次 15 分鐘。有健脾祛濕，行氣活血，調補肝腎和延緩衰老的作用。
- 保濕護膚品的選擇非常重要，盡量挑選天然材質、不含化學成分及容易致敏的防腐劑、香精的護膚保養品。避免選用含激素的面膜和護膚化妝品。

詩博士醫話

【醫美的誘惑 真有快速逆齡秘方嗎？】

從古到今，每個人都希望擁有一面「魔鏡」和長生不老的秘方。因為單純，也因為無知，很多人費煞心思，絞盡腦汁，花費大量金錢去追求長生不老的青春容貌。從秦始皇到埃及女皇，多少個英雄豪傑最終都含恨而終！衰老是常態，雖然現代科技的進步帶來長壽與更多抗衰醫美方法療程，卻也目睹因為過度醫美而出現很多失敗個案。

個人認為，我們只能在能力以內追求年輕化的外表，Aging gracefully，使用天然安全的抗衰美顏方法，一直都是我的愛美麗準則。平日多吃新鮮食品，適當運動，保持心情愉悅，使生活有所寄託，都是發自內心的美麗來源。加上適當的保濕護膚和按摩技巧，相信美得更自然和充滿自信！外表衰老不可怕，最恐怖就是內心的衰老。據我所知，欲速則不達，根本沒有「快速逆齡」秘方。

【膠原蛋白可以吃進來嗎？】

單純吃膠原蛋白粉和補充劑，人體的腸胃未必能夠轉化為身體所需要的膠原蛋白。個人提倡應該多從天然食物吸收，孔子也提倡：「不時不食」。大自然已經替我們設計了一年四季最好的抗衰老、保持青春的食譜了。我們多到街市看看，尋找當季時令的新鮮蔬菜水果，好好享用吧！大把大把的膠原蛋白、維生素 C 都在向我們招手。豬皮、雞爪、雪耳、黑木耳等都是充滿天然膠原蛋白的動植物食物；而食物的選擇必須多元化，千萬不要偏食，保持食物營養的均衡。

皮膚病臨床治療的難點與展望

皮膚是人體最大的器官，有如萬里長城般保護人體的臟腑經絡。既擁有「外在美」，也反映我們的「內在美」，尤其是近年經濟條件好的時候，無論男女老少，為了這張專屬的名片和臭皮囊，不惜花費巨額金錢，甚至冒着生命危險和毀容代價，跑去作醫美整容療程，可悲者更因此賠上性命！

中醫治療皮膚病的難點與挑戰

筆者臨床治療皮膚病多年，究竟有甚麼難點與挑戰？

其一，皮膚病屬於多發病、常見病，例如痤瘡、濕疹、玫瑰痤瘡、皮膚敏感、脂溢性皮炎、脫髮等，雖然沒有生命危險，對個人儀容、自信心和社交生活的影響頗大。根據筆者以前做的醫學博士臨床論文研究數據資料，已證明這些具「損容性」的皮膚病確實可以影響患者的心理狀況和社交生活質素。而患者的恐懼和過度擔心，會造成亂治療、亂用藥、濫用激素的結果，使病情更複雜難治。

其二，對於難治性的皮膚病，例如特應性皮炎（AD）、紅斑狼瘡、斑禿、白癜風的患者，尤其是幼童與兒童，怎樣可以鼓勵患者堅持治療和定時用藥？可說非常棘手。這些皮膚病長期患者，經過多年的錯誤治療與用藥，在本身基礎疾病外，加上很多的副作用後遺症，例如激素依賴性皮炎使皮膚變薄敏感；脾胃虛寒而影響藥物的有效吸收，缺乏治療信心等，都會影響治療。而幼童煎藥、服藥、用藥和覆診護理，都必須依靠患者的父母、照顧者的配合，如 AD 患者多為兒童，碰過一些家長因為工作關係，而必須依靠家中不同住的老人家和褓姆照顧，內服與外塗藥物執行不周，也會影響治療效果。而「反覆發作」是皮膚病的臨床特色，因為皮膚病只是症狀，與免疫系統和消化系統功能低下有關，臨床治療比其他病種更需要多加時間與精力去向病人和家屬詳細解釋皮膚病的前因後果，指導生活調理和飲食忌口等；並要鼓勵病人持之以恆，積極面對，加強其治療信心，方能有助康復。

其三，與內科疾病比較，治療皮膚病需要用到很多的外治藥物來進行綜合治療，例如外洗和外敷藥物；外用的藥膏、藥油、藥粉等，都必須自家診所專門調配，尤其香港和海外都沒有如西醫有現成的外用藥及可靠安全的舒緩輔助護膚產品可以使用，無疑大大增加了皮膚病醫者在治療過程中的時間與精力的負擔，也減少了患者在外用治療藥物的選擇。

其四，很多皮膚病患者，雖然是經歷過西醫的治療失敗才輾轉尋覓到來要求中醫中藥治療，但卻缺乏對中醫中藥治病「理法方藥」的正確理解；也曾經受某些西醫的錯誤影響而認為中醫治療緩慢，而自行「中西醫結合」。例如感冒發熱咳嗽，先去吃西醫以圖快速強效，後期才去找中醫吃中藥。殊不知中醫講求「治未病」、「未病先防、既病防變」治療原則，中醫治病講求早治，待正氣損傷後才希望中醫「執手尾」治療，猶如「臨渴而掘井」，浪費了「早治早癒」的黃金期。而濫用激素（類固醇）、過於寒涼的藥物、抑制性藥物，這些方法與中醫的治療方法截然不同，除破壞腸道的平衡生態外，所引致的一些後遺症更增加治療的時間與難度。

其五，很多香港市民對中醫用藥的理法方藥有根深蒂固的誤解。筆者臨床門診多年，常常遇到一些患者對中藥的安全度持有很深的偏見，過分擔心中藥含有過量的農藥與重金屬，對身體、肝臟會產生傷害；其實國家對種植和採收藥材有條文規管，而香港法例對中藥材的規管還是很嚴格的。在治療期間，醫者必須花費大量的時間精力去向病人解釋，也分析中藥治病亦是以毒攻毒，所以必須由醫生配方，不能自行胡亂抓藥。西醫是化學藥物，中藥是天然藥物，但兩者來源不同，都是經過專業醫者針對患者的個人體質和病徵來處方治療。筆者見到很多教育程度很高，但醫療知識很貧乏的市民，可能與香港的傳統教育與殖民地式醫療制度有關吧。

迎難而上　恪守專業

　　對於這些中醫治療皮膚病的難度與挑戰，筆者經過多年的觀察與思考，總結出以下幾點愚見，期待各位有識之士的指正：

1. 加強廣大市民對中醫中藥治病理論的了解；
2. 加深皮膚病患者對中醫中藥特色治療方法的了解；
3. 提供更多平台與機會讓公眾了解中醫治療皮膚病的特色、優勢，解除市民對中醫中藥治療的誤解；
4. 增強中醫皮膚病醫者及助理人員的專業培訓；
5. 政府加快審批專業中醫皮膚外用藥品和護理產品上市；
6. 鼓勵研發有市場需求的中醫皮膚護理產品和功能保健食品。

　　最後，筆者希望中醫藥與中華文化在經歷超過百年的滄桑與蹂躪創傷後，可以洗刷好傷口，重拾衣缽，重新上路，繼續傳承發揚老祖宗遺留給我們的寶貴生命智慧！以不卑不亢的態度，與時共進，吸收現代科學的精華，尚古而不泥古，在幫助中醫「走出去」之前，中國人必須重新學習中華文化與中醫藥文化，皆因兩者一脈相承，一榮俱榮，一損俱損！衷心期待中醫中藥能再現光輝，為人類的健康做出貢獻！

著者
溫愛詩

責任編輯
周芝苡

裝幀設計
吳賞珞

圖片提供（部分）
Freepik

排版
辛紅梅

出版者
萬里機構出版有限公司
香港北角英皇道 499 號北角工業大廈 20 樓
電話：2564 7511　　傳真：2565 5539
電郵：info@wanlibk.com
網址：http://www.wanlibk.com
　　　http://www.facebook.com/wanlibk

發行者
香港聯合書刊物流有限公司
香港荃灣德士古道 220-248 號荃灣工業中心 16 樓
電話：2150 2100　　傳真：2407 3062
電郵：info@suplogistics.com.hk
網址：http://www.suplogistics.com.hk

承印者
中華商務彩色印刷有限公司
香港新界大埔汀麗路 36 號

出版日期
二〇二四年六月第一次印刷

規格
16 開（240 mm × 170 mm）

中醫御膚道

常見皮膚病中醫療法